유전성 암 100문 100답

국립암센터 지음

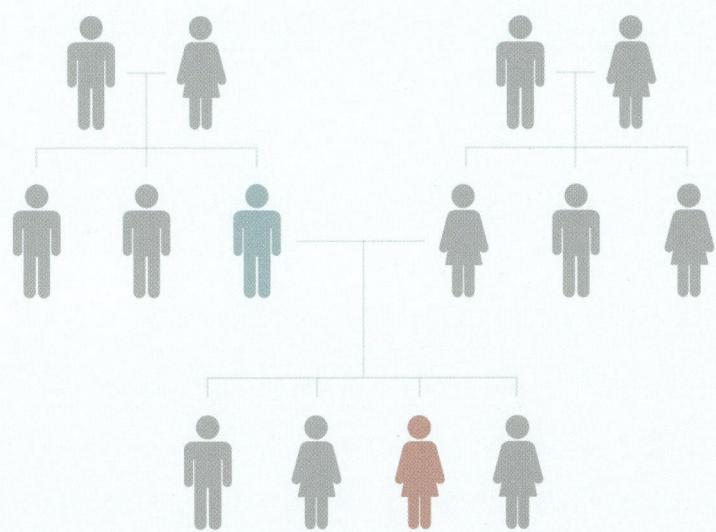

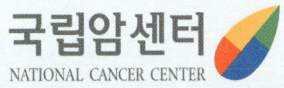

추천사

국립암센터는 암에 대한 전문적인 연구와 진료를 통하여 우리나라 국민의 암 발생률과 사망률을 낮추고 암 환자의 삶의 질을 높이는 등 국민보건향상에 이바지하고자 지속적으로 노력하고 있습니다.

이러한 노력의 일환으로 국립암센터는 암에 관한 이해를 돕기 위해 '100문 100답' 시리즈를 발간해 왔습니다. 이 책에는 다양한 분야의 암 전문의가 한자리에 모여 한 환자를 진료하는 국립암센터 다학제 진료의 오랜 경험과 노하우가 담겨 있습니다.

암에 대한 올바른 이해가 치료의 첫 단계입니다. 그런 의미에서 '100문 100답' 시리즈는 암이 어떤 것인지, 암에 잘 대응하는 방법은 무엇인지를 국민들에게 알리기 위해 제작되었으며, 진단부터 치료, 완치까지의 모든 과정에서 환자들이 가장 흔하게 묻는 질문에 대한 답변으로 구성되어 있습니다. 그간 위암, 대장암, 유방암, 폐암, 자궁암, 난소암·난관암·복막암, 전립선암, 뇌종양, 갑상선암, 소아암 등에 대한 '100문 100답'이 발간되었으며, 이번에 '유전성 암 100문 100답'을 추가로 발간하게 되었습니다.

세계적인 영화배우 안젤리나 졸리가 예방적 유방, 난소 절제술을 받았을 때만 해도 '그렇게까지 해야 하냐'며 고개를 갸웃하는 사람이 많았습니다. 당시에는 예방적 절제술은 물론이고, 암을 일으키는 유전적 변이를 확인하는 유전자 검사도 생소한 개념이었습니다. 이후 몇 년 사이, 유전성 암은 그 어떤 분야보다 연구와 임상성과가 빠르게 축적되고 있습니다.

암의 원인인 식습관이나 생활 등 환경적인 요인과 유전성 요인을 정확히 파악하면 더욱 효과적인 암 예방 활동과 암치료가 가능합니다. 이런 점에서 국립암센터 암 전문의료진의 진료 경험을 바탕으로 만든 '유전성 암 100문 100답'은 유전성 암을 올바로 이해하고, 현명하게 대처하면서 진료와 치료를 선택하는데 많은 도움이 될 것입니다.

끝으로, '유전성 암 100문 100답'이 나오기까지 연구와 진료 현장에서 애쓰신 국립암센터 직원 여러분께 깊은 감사의 마음을 전합니다.

국립암센터 원장
이은숙

책머리에

유전성 암은 특정한 유전자의 병원성 변이에 의해 암 발생에 대한 위험도가 높아지는 암들을 통칭하는 것입니다. 대부분 암이 발병한 후 환자의 특징, 암의 특징, 가족력을 확인하는 과정에서 유전 상담을 진행하고 유전자 검사를 시행하여 확인하게 됩니다. 유전적 소인을 확인하면 나에게 발생할 수 있는 암이 무엇인지, 그에 따른 맞춤 암 예방 검진은 무엇인지 조기발견과 치료에 대한 상의를 시작할 수 있습니다.

국립암센터는 2005년부터 유전 상담 클리닉을 운영하며 많은 환자와 가족들이 의료진에게 문의한 질문들을 정리해 왔습니다. 그 질문에 대한 답변을 유전자와 유전성 암의 개념, 가족 검사의 필요성, 암종별 관련 유전성 암, 국민건강 보험 요양 급여 기준 등으로 엮어 '유전성 암 100문 100답'을 완성하였습니다. 유전성 암에 대한 질문이 매우 다양하여 자주 문의하시는 질문을 중심으로 답하였습니다.

앞으로 더 나은 검사와 진단, 치료 방법을 찾고, 진료 경험을 쌓으며 이 책의 내용을 보완해 갈 것을 약속드립니다. 아울러 유전성 암의 올바른 이해를 위한 좋은 출발점이 되고자 집필에 참여하고 노력해 주신 모든 의료진들께 감사드립니다.

유전상담 클리닉,
진단검사의학과 전문의
공선영

차례

유전성 암 일반

01 유전자란 무엇인지 이해하기 쉽게 설명해주세요. 19

02 유전성 암이란 무엇인가요? 유전성 암의 종류를 알고 싶습니다. 21

03 병원성 변이(돌연변이)라는 용어를 많이 들었는데 무엇을 의미하는 건가요? 23

04 암환자가 아니어도 암 유전자 검사를 할 수 있나요? 24

05 유전성 암에 해당하는 유전자가 있을 경우 암이 발생할 확률은 얼마인가요? 25

06 유전자 종류에 따라서 관련 암들이 다르던데, 제가 진단받은 암과 관련된 유전자만 검사하면 되나요? 27

07 유전성 암은 어떤 기전으로 암을 일으키나요? 28

08 유전자 검사는 어떻게 하는 건가요? 금식을 해야 하나요? 29

09 항암치료를 하고 난 후에 유전자 검사를 하면 결과에 영향을 주지 않나요? 30

10 유전자 검사 방법이 여러 가지가 있다던데 어느 방법이 가장 정확한가요? 30

11 의료기관이 아닌 유전자 검사기관에 의뢰해 저렴한 가격으로 유전자 검사를 했는데 병원에서 진행하는 유전자 검사와 결과가 다를 수 있나요? ·· 33

12 유전자 검사를 받으면 유전성 암을 알 수 있나요? 유전자 변이가 있으면 다 암이 생기나요? ································ 34

13 유전자 검사 결과가 양성이라고 하는데 그것은 무엇을 의미하나요? ·· 35

14 유전자 검사가 병원성 변이라면 어떤 조치를 취해야 하고 어떻게 관리해야 하나요? ··· 36

15 유전자 검사 결과가 음성이라고 하는데 그것은 무엇을 의미하나요? ·· 36

16 유전자 검사에서 음성이 나오면 일반 사람들보다 암이 발생할 확률이 줄어드나요? ··· 38

17 유전자 검사 결과가 미분류 변이라고 하는데 그것은 무엇을 의미하나요? ·· 39

18 미분류 변이는 시간이 지나면 결과가 바뀔 수 있다고 하는데 그게 무슨 뜻인가요? ··· 39

19 유전성 암 유전자 패널검사에서 음성이 나왔으면 유전자 변이가 없다고 생각해도 될까요? ······························ 40

20 NGS 유전자 검사를 했는데 *BRCA1/2* 돌연변이가 발견되었다고 합니다. 추가 유전자 검사가 필요한가요? ········ 41

21 유전자에 병원성 변이를 없애는 방법이 있나요? ……… 42

22 유전성 암이 의심되어 검사를 받아보라는 권고를 받았습니다.
   검사 진행을 하지 않을 경우 문제가 될까요? ……… 43

23 나이가 많은데 유전자 검사를 굳이 해야 하나요? ……… 44

24 유전 이외에 암이 발생하는 원인에는 어떤 것이 있나요? … 45

25 부모님 모두 유전자 검사에서 병원성 변이가 발견되지 않았
   어도 나에게 병원성 변이가 발견될 수 있나요? ……… 45

26 암 말고 다른 질환도 유전성 암 유전자 검사로 발생할 확률을
   계산할 수 있나요? …………………………………… 46

27 저는 매년 꾸준히 건강검진을 받고 있습니다. 어차피 유전자
   검사에서 병원성 변이가 양성으로 나와도 검진을 꾸준히
   하라고 권유할 텐데 유전자 검사를 하는 것이 의미가 있나요? 46

28 어떤 사람들이 유전성 암에 대한 검사를 받아야 하나요? 47

29 유전성 암에 대한 상담에서는 어떠한 내용을 논의하나요? 48

유방암

30 암이 진단되면, 무조건 유전자 검사를 받아야 하나요? 유방암과 관련된 유전자는 어떤 것들이 있나요? ………… 49

31 *BRCA* 유전자 검사에서 병원성 변이가 양성으로 나왔습니다. 유방암과 관련해서 어떤 조치를 취해야 하나요? 치료법이 달라지나요? ……………………………………………… 51

32 *BRCA* 유전자 검사에서 병원성 변이가 양성으로 나왔습니다. 주치의 선생님께서 예방적으로 양쪽 유방을 절제하는 것을 고려해보자고 하는데 저는 아직 나이도 젊고, 수술이 무서운데 예방적 유방절제술을 반드시 받아야 하나요? ………… 52

33 *BRCA1/2* 유전자의 병원성 변이의 유전 확률이 성별에 따라 다른가요? ……………………………………………… 54

34 남자도 *BRCA* 돌연변이 검사를 해야 하나요? ……………… 55

35 *BRCA* 유전자 검사에서 병원성 변이가 양성으로 나왔습니다. 저는 남자인데 유방에 대한 검진과 진료를 어떻게 받아야 할까요? ……………………………………………… 56

36 유방암이 걸릴까 걱정하면서 스트레스 받는 것보다 안젤리나 졸리처럼 유방 절제를 하면 어떨까요? …………………… 57

37 *BRCA* 유전자 검사에서 병원성 변이가 양성으로 나와 예방적 절제술을 받은 후 복원술을 받을 수 있나요? ……………… 58

38 저희 가족 중에서 저만 유방암을 진단받았고 유방이나 난소암 가족력이 없습니다. 하지만 딸에게 유방암이 생길까봐 걱정 됩니다. 유전자 검사를 해야 하나요? ·················· 59

39 PTEN 유전자 검사에서 병원성 변이가 양성으로 나왔습니다. 유방암과 관련해서 어떤 조치를 취해야 하나요? 치료법이 달라지나요? ·· 61

40 *BRCA1*과 *BRCA2* 중 어떤 유전자 돌연변이가 나올 경우 유방암에 더 잘 걸리나요? ································· 62

41 유방암에 걸렸지만, BRCA 유전자 변이가 없으면 가족들은 검사를 하지 않아도 될까요? ································· 63

42 가족 검사에서 병원성 변이가 발견되었다면 그 다음 절차는 어떻게 되나요? 가족 검사에서 병원성 변이가 발견되었는데 암환자가 아니어도 예방적 유방, 난소난관절제술이 필요한가요? 64

난소암, 자궁암

43 난소암이나 자궁암과 관련된 유전자들은 어떤 것들이 있나요? 66

44 *BRCA* 유전자 검사에서 병원성 변이가 양성으로 나오면 정기적으로 산부인과와 유방암외과 진료를 받아야 한다고 하는데 같은 병원에서 진료를 받아야 하나요? 67

45 *BRCA* 유전자 검사에서 병원성 변이 양성이 나왔습니다. 주치의 선생님께서 예방적으로 난소난관절제술을 해야 한다고 하시는데 반드시 수술해야 하는 건가요? 67

46 *BRCA* 유전자 검사에서 병원성 변이 양성이 나왔습니다. 예방적으로 난소난관절제술을 하면 몸에 어떤 변화가 생기나요? 68

47 난소암과 관련된 유전자에서 병원성 변이가 양성으로 나왔지만 꾸준히 건강검진을 받고 있습니다. 굳이 산부인과 진료를 정기적으로 받아야 하나요? 70

48 저는 임신 중입니다. *BRCA* 유전자 병원성 변이가 양성이라면 산전검사로 *BRCA* 검사를 할 수 있나요? 71

대장암

49 유전성 대장암에는 어떤 것이 있나요? ·············· 72

50 대장암으로 진단받은 경우 모든 환자가 유전성 암에 대한 검진을 받아야 하나요? 검진은 무엇을 의미하나요? ········ 73

51 유전성 대장암이 의심됩니다. 이를 확진하기 위해 반드시 유전자 검사가 필요한가요? ············· 76

52 대장암 환자인데 유전자 검사에서 병원성 변이가 없다고 합니다. 그러면 가족들은 예방적으로 수술을 할 필요가 없나요? 대장암이 발생할 확률이 적은 건가요? ·········· 77

53 가족성 대장암과 유전성 대장암이 다른 것인가요? ·········· 78

54 린치 증후군으로 진단받는 경우 암에 걸릴 확률이 어느 정도 되나요? 어떤 암이 잘 생기나요? ················· 78

55 린치 증후군으로 진단받는 경우 암을 예방하기 위해서 어떻게 해야 하나요?(검진과 생활습관에서 각각) ············ 79

56 린치 증후군으로 진단받는 경우, 혈연관계의 가족 중 어느 범위까지 유전자 검사를 받아야 하나요? ············· 82

57 린치 증후군으로 인한 대장암에 걸릴 경우, 그렇지 않은 대장암에 비해 재발 확률을 비롯한 예후가 다른가요? 수술이나 항암치료를 비롯한 치료방법이 다른가요? ········ 83

58 가족성 용종 증후군으로 진단받는 경우 암에 걸릴 확률이
어느 정도 되나요? ·· 85

59 가족성 용종 증후군으로 진단받는 경우, 혈연관계의 가족 중
어느 범위까지 유전자 검사를 받아야 하나요? ··············· 86

60 가족성 용종 증후군으로 인한 대장암에 걸릴 경우, 그렇지
않은 대장암에 비해 재발 확률을 비롯한 예후가 다른가요?
수술이나 항암치료를 비롯한 치료방법이 다른가요? ········ 88

61 유전성 대장암이라고 진단받았습니다. 저의 아이들은 어떻게,
언제부터 검사를 받아야 하나요? ································ 90

62 가족성 선종성 용종증으로 진단받았습니다. 저는 대장암 이외에
다른 암도 검사해 보아야 하나요? ······························· 92

63 가족성 선종성 용종증으로 진단받았고 전체 대장절제술을 권유
받았습니다. 전체 대장절제술을 받게 되면 추후 가임력에 영향이
있나요? 그리고 자녀에게 유전될 확률은 얼마나 되나요? ···· 94

64 가족성 선종성 용종증으로 진단받았습니다. 전체 대장 절제
외에 다른 대장암 예방법은 없나요? ··························· 98

65 대장암으로 진단받았는데 유전성 비용종성 대장암이라고 들었고
담당 선생님이 완치되었으니 향후 검진만 받으라고 하십니다.
저는 앞으로도 다른 사람보다 대장암 검진을 자주 받아야 하나요? · 100

66 저는 이미 대장 전체를 절제했는데 유전자 검사를 꼭 받아야
하나요? ··· 101

기타 암_ **갑상선암**

67 자매들이 모두 갑상선암입니다. 유전성 암 유전자 검사를
해야 할까요? ·· 104

68 갑상선암과 관련된 유전자는 무엇이 있나요? ·················· 105

기타 암_ **췌장암**

69 *BRCA* 검사 양성이 나오면 사용할 수 있는 약제가 달라
지나요? ··· 108

70 췌장암과 관련된 유전성 암 유전자는 어떤 것이 있나요?   108

71 췌장암 가족력이 많은데 유전자 검사에서는 변이가 발견되지
않았습니다. 왜 그런가요? ··· 110

72 췌장암 관련 유전자에서 병원성 변이가 관찰되면 어떤 예방적
조치가 있나요? ·· 111

기타 암_ **비뇨암(전립선암, 신장암)**

73 *BRCA* 양성이 나온 남성입니다. 전립선암에 대한 위험도와
   예방법은 무엇인가요? ···································· 113

74 *BRCA* 양성이 나온 전립선암 환자입니다. 치료가 달라지
   나요? ·· 117

75 유전성 신장암에는 어떤 질환이 있나요? ················ 120

기타 암_ **희귀암**

76 *PTEN* 과오종 증후군이 무엇인가요? 유방암과 관련이 있나요? ···· 124

77 *PTEN* 유전자의 병원성 변이를 가지고 있는 소아는 발달에
   문제가 발생할 수 있나요? ································ 125

78 *PTEN* 유전자에 병원성 변이가 있는 경우 어떻게 관리해야
   할까요? ·· 126

79 결절성 경화증이 무엇인가요? 어떻게 관리를 해야 하나요? ······ 127

80 리-프라우메니 증후군(*TP53*)에서는 어떤 암이 호발하며 임상
   양상이나 치료가 달라지나요? ···························· 128

가족 검사

81 가족 유전자 검사가 무엇인가요? 어떻게 진행되나요? ······ 131

82 가족력이 전혀 없는데 유전자 검사가 필요한가요? ············ 132

83 가족 검사는 어떤 유전자 검사를 하는 건가요? ················ 133

84 가족 검사를 해야 하는 시기가 따로 있나요? ··················· 134

85 유전자의 병원성 변이가 자녀에게 유전될 확률은 얼마인가요? 134

86 가족력이 많은데 어릴 때부터 유전자 검사를 통해 알고 관리하는 것이 좋을까요? ·· 135

87 환자와 어느 관계까지 가족 유전자 검사를 받아야 할까요? 137

88 유전성 암의 가족 검사는 어떤 방법으로 진행되나요? ······ 138

89 쌍둥이인데 가족 검사에서 서로 다른 결과가 나올 수 있나요? 140

90 이복 형제가 유전성 암을 진단받은 경우 가족 검사를 해야 하나요? ·· 140

91 직계 가족이 아닌 사촌이 암 진단을 받았다면 가족 유전자 검사를 받아야 하나요? ··· 141

92 암진단을 받은 가족이 사망하여 유전자 검사를 할 수 없는데 가족 검사를 받을 수 있나요? ·· 141

93 가족에게 유전자 검사를 해보라고 말하기가 어려운데 꼭
   알려야 하나요? ·· 142

94 가족이 먼 곳에 거주하는데 가까운 다른 병원에서 가족 유전자
   검사를 받아도 괜찮나요? ······································ 143

95 유전성 암이 아닌데도 가족이 같은 암을 진단받을 수 있나요? 143

96 부모님이 고혈압, 당뇨로 일찍 사망하셨는데 저의 암 발병과
   유전적 관련이 있을까요? ······································ 144

국민건강보험 요양급여 기준

97 어떤 경우 유전성 암 유전자 검사가 보험이 되나요? ······ 145

98 유전성 암 검사가 권고되는 기준이 있나요? ················ 147

99 가족 검사는 비용이 얼마인가요? 실비보험을 적용받을 수
   있나요? ·· 147

100 유전자 검사를 받은 사실이 보험회사에 알려지면 보험 가입에
    제한을 받게 될 수 있나요? ··································· 148

유전성 암 일반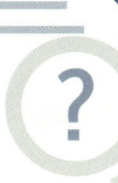

01 유전자란 무엇인지 이해하기 쉽게 설명해주세요.

　식물, 동물, 인간, 세균 등 모든 개체(생물체)는 세포로 이루어져 있습니다. 인간은 대략 100조 개 이상의 세포로 이루어져 있는데 세포를 구성하는 다양한 세포 소기관들이 있고 그 중 가장 크고 중요한 역할을 하는 것이 핵(nucleus)입니다.

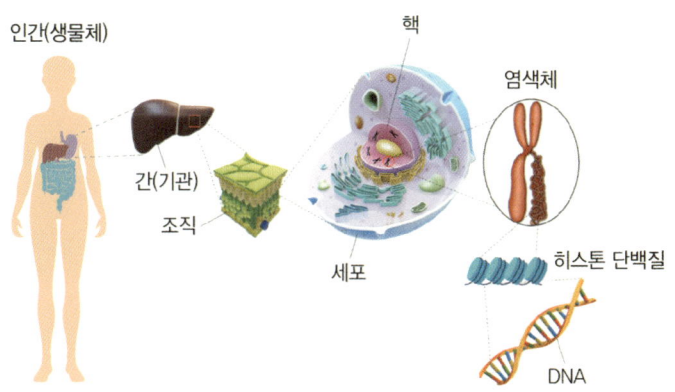

〈염색체와 유전자의 구조〉

핵 속에는 염색사가 응축되어 나타나는 염색체(chromosome)가 들어있는데 이는 세포가 분열할 때만 나타나며 세포가 분열하지 않을 때는 가는 실 모양의 염색사(chromonema) 상태로 존재합니다. 염색사는 DNA(Deoxyribo Nucleic Acid)와 히스톤 단백질로 이루어져 있는데 그림 가장 아래에 DNA의 이중 나선 구조를 표현하고 있습니다. DNA는 당과 인산의 염기로 이루어져 있고 주황색의 뼈대는 당과 인산을 나타내고 뼈대 중앙에 있는 형형색색의 막대들은 A, T, G, C의 염기를 나타냅니다.

DNA는 생물의 형질에 대한 유전 정보를 담고 있으며, 유전자는 DNA의 특정 부분을 일컫는 말입니다. 특정 유전 형질에 대한 유전 정보를 가지고 있는 DNA의 부분, 하나의 단백질을 암호화하는 하나의 DNA 단편을 유전자라고 부릅니다.

02 유전성 암이란 무엇인가요? 유전성 암의 종류를 알고 싶습니다.

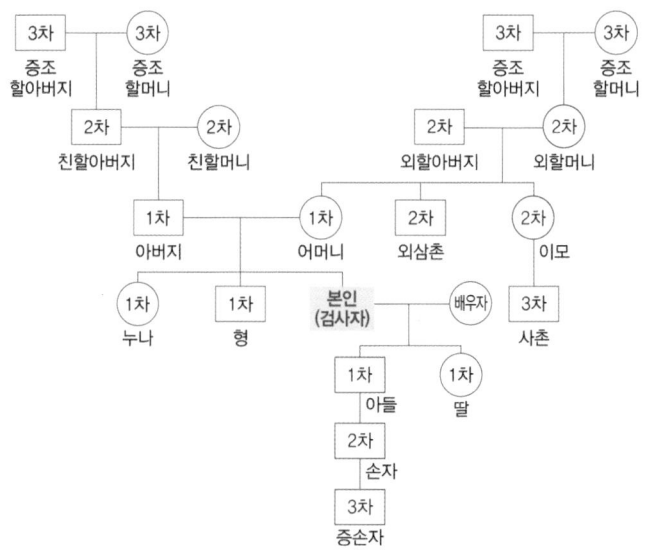

유전성 암이란 특정한 유전자의 돌연변이에 의해서 발생하는 암으로, 유전자를 통해 세대 간에 대물림될 수 있는 특징을 갖고 있습니다. 이 때문에 유전자를 공유하는 가족 구성원들 사이에서 비슷한 암이 진단되는 패턴을 보이는 경우가 많고, 일반적인 유병 연령보다 이른 나이에 암이 발생하며, 한 사람에게 두 종류 이상의 암이 진단되는 경우 등이 발생할 수 있습니다. 한 개체를 이루는 유전자(DNA)는 부모로부터 각각 절반씩 유전자를 물려받는데, 생식세포(정자/난자) 단계에서부터 돌연변이가 존재하는 경우 이를 '생식세포 돌연변이(germline mutation)'라고 합니다.

유전성 암은 종양의 성장이나 억제를 조절하는 중요한 유전자의 생식세포 돌연변이로 인해 발생합니다. 그리고 어떠한 유전자의 돌연변이에 의한 것인지에 따라 다양한 양상의 유전성 암 증후군으로 나타나게 됩니다. 유전성 암의 예로는 유전성 유방-난소암 증후군(hereditary breast and ovarian cancer syndrome), 리-프라우메니 증후군(Li-Fraumeni syndrome), 가족성 선종성 용종증(familial adenomatous polyposis), 코우덴 증후군(Cowden syndrome), 린치 증후군(Lynch syndrome) 등이 있습니다.

유전성 암의 종류
유전성 유방-난소암 증후군(hereditary breast and ovarian cancer syndrome)
리-프라우메니 증후군(Li-Fraumeni syndrome)
가족성 선종성 용종증(familial adenomatous polyposis)
코우덴 증후군(Cowden syndrome)
린치 증후군(Lynch syndrome)

03 병원성 변이(돌연변이)라는 용어를 많이 들었는데 무엇을 의미하는 건가요?

기존 유전자의 DNA의 염기 순서에 영구적인 변화가 있는 경우를 돌연변이라고 하며 해당 유전자의 산물인 단백질의 구조가 변화하거나 단백질의 발현 양이나 발현 시점, 발현 장소에 변화를 주어 표현형의 변화로 이어지고 개체에 나쁜 영향을 주게 되는 경우 돌연변이라고 합니다. 염색체의 구조나 수에 이상을 일으키는 경우로 결실(deletion), 중복(duplication), 역위(inversion), 전좌(translocation)가 있으며 결실이나 중복의 경우 염색체의 유전 물질 총량에 변화가 있게 됩니다. DNA를 구성하는 염기 순서의 변화에 의해 DNA가 해독하는 아미노산 서열을 변화시키는 돌연변이를 점 돌연변이(point mutation)라 하는데, 아미노산 서열에 변화를 가져오지 않는 침묵 돌연변이(silent mutation), 바뀐 염기서열이 아미노산의 치환을 가져오는 과오 돌연변이(missense mutation), 바뀐 염기서열이 종결코돈이 되어 정상보다 짧은 단백질을 생산하게 되는 정지 돌연변이(nonsense mutation)가 있습니다. 변화된 염기 개수가 3배수가 아니어서 코돈 짜임새에 변화가 생겨 그 이후로의 아미노산 서열이 전부 바뀌기도 하는데 이를 틀이동 돌연변이(frameshift mutation)라고 합니다.

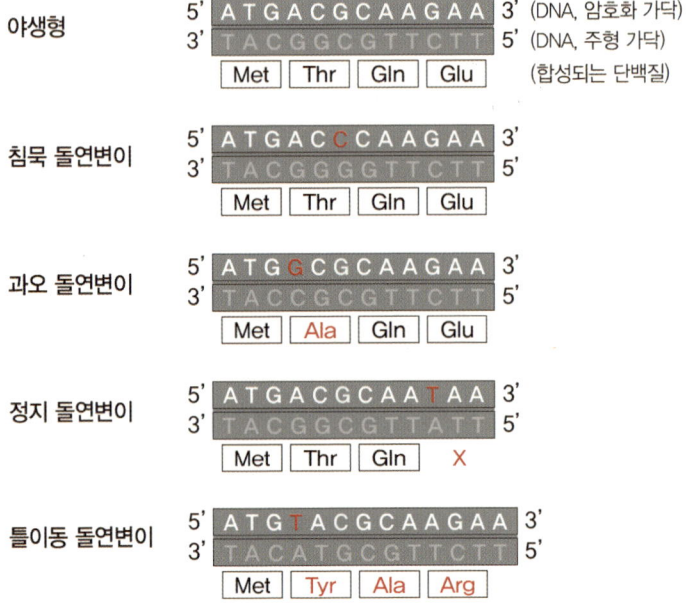

〈점 돌연변이에 의한 아미노산 서열 변화의 분류〉

출처 : 한국통합생물학회

04 암환자가 아니어도 암 유전자 검사를 할 수 있나요?

가능합니다. 검사 비용과 과정의 효율성을 고려할 때 암을 진단받은 가족이 먼저 유전자 검사를 시행하는 것을 권장하며, 검사를 받지 못하는 상황이라면 전문의와 상담 후 암환자가 아니더라도 유전자 검사를 할 수 있습니다. 암환자의 경우 검사에 따라 급여 범위인 경우 본인 부담금 5% 혹은 50%를 부담하게 되고 암환자가 아닌 경우 진료 후 필요하다고 판단되면 100%

본인 부담으로 시행할 수 있습니다. 암환자에게서 특정 유전자의 변이가 발견되는 경우, 자녀 및 가족에게서 검사가 권장됩니다. 암환자에게서 발견된 유전자의 특정 부위만 볼 수 있는 검사로 가족 특정 돌연변이 검사(FSM, family specific mutation)가 시행됩니다. 검사 대상자인 가족이 암환자인 경우, 급여 기준에 해당되면 검사 비용의 5%를 부담하게 되고, 암환자가 아닌 경우 100%를 부담을 하게 됩니다.

05 유전성 암에 해당하는 유전자가 있을 경우 암이 발생할 확률은 얼마인가요?

유전성 암에 연관된 유전자에 병원성 변이가 있는 경우, 암이 발생할 확률이 더 높습니다. *BRCA1* 유전자의 돌연변이가 검출된 경우 평생 동안 유방암에 걸릴 확률은 80%이고 난소암에 걸릴 확률은 40%로 알려져 있습니다. *BRCA2*의 경우 유방암은 80%로 동일하지만 난소암은 10~20%이며 남성의 경우 전립선암은 14%, 남성 유방암은 10%로 알려져 있습니다. 이 밖에도 *BRCA2*의 돌연변이가 있는 경우 다른 림프종, 위암, 췌장암, 갑상선암과 담낭암의 발생률 증가와 연관이 있는 것으로 알려져 있습니다. 이들 암이 발생할 확률은 연령대가 증가하면서 높아집니다.

린치 증후군(Lynch syndrome) 또는 유전성 비용종증 대장암 (hereditary non polyposis colorectal cancer; HNPCC)의

원인으로 *MLH1*의 변이가 50%, *MSH2*의 변이가 40%, *MSH6*의 변이가 나머지 10%를 차지하는 것으로 알려져 있고, 이들 유전자는 손상된 DNA를 복구하는 과정에 관여하는 유전자입니다 (DNA mismatch repair). 이 밖에도 *PMS1*, *EXO1*, *MLH3*, *TGFBRII* 유전자가 유전성 비용종증 대장암의 원인으로 알려져 있습니다. 위 유전자들의 변이가 있을 경우 평생 암 발생 위험도는 다음 표와 같습니다.

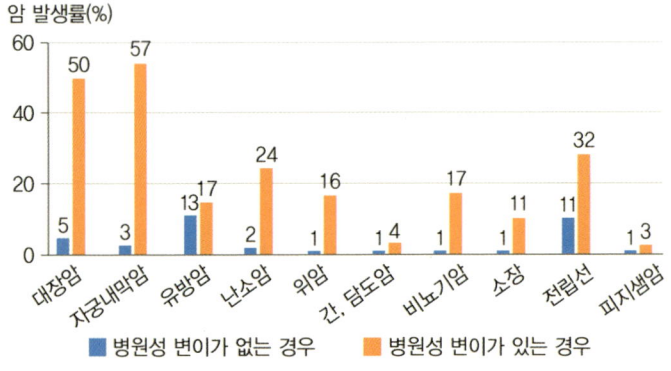

〈유전성 비용종증 대장암(HNPCC) 관련 유전자 변이 존재 시 평생 암 발생 위험도〉

출처 : NCCN 가이드라인(http://www.nccn.org) 참고

신경섬유종증(neurofibromatosis)의 *NF1*, *NF2* 유전자와 본-히펠린다우 증후군(Von-Hippel Lindau syndrome)의 *VHL* 유전자 변이와 같이 질환을 일으키는 유전자 변이가 확실하며 이에 의해 종양이 빈번하게 발생하는 질환도 있지만 임상

양상이 특징적이고 암 외에 다른 질환도 같이 나타납니다. 다발성 내분비샘 신생물(multiple endocrine neoplasia)은 MEN type1과 MEN type2가 있으며, MEN type1은 *MEN* 유전자의 변이에 의한 종양 억제(tumor suppressor) 기능의 손실에 의해 암이 발생하고 MEN type2는 *RET* 유전자(종양 유전자)의 활성화에 의해 암이 발생하는 것으로 알려져 있습니다. 이 유전자 변이를 지니고 있는 환자의 90%에서 갑상선 수질암(medullary thyroid carcinoma) 및 갈색세포종(pheochromocytoma)이 발병합니다.

이 밖에 잘 알려진 종양 억제(tumor suppressor) 유전자인 *TP53*의 변이에 의한 리-프라우메니 증후군(Li-Fraumeni syndrome)에서 암 발생 빈도는 매우 높으며 연구결과에 의하면 나이에 따라 각종 암의 발생률은 16세, 45세, 85세 기준으로 각각 19%, 41%와 73%였습니다.

참고문헌

- Fiona Lalloo, Risk assessment and management in cancer genetics, Oxford University Press.

06 유전자 종류에 따라서 관련 암들이 다르던데, 제가 진단받은 암과 관련된 유전자만 검사하면 되나요?

BRCA 유전자와 같이 유방암, 난소암과의 관계가 확실한 유전자가 있는 반면, 여러 종류의 다양한 암에서 공통적으로

검출되는 유전자 변이도 있습니다. 환자의 선택에 따라 관련된 유전자만 검사하거나 다른 유전자들도 선택할 수 있으나 많은 경우 진단받은 암과 관련된 유전자가 아닌 다른 유전자에서의 병원성 변이가 검출되기 때문에 다른 유전자들에 대한 검사를 권해드립니다.

07 유전성 암은 어떤 기전으로 암을 일으키나요?

우리 몸의 세포들은 평생 분열을 하고 이 과정에서 실수들이 나타날 수 있으며 이러한 실수를 수정해 나가는 기전이 정상적으로 존재하는데, 이 과정에 결함이 생겨 비정상적으로 증식 분화하여 생존하고 전이되는 세포들이 암세포입니다. 유전성 암이 아닌 경우 환경적인 요인, 흡연 또는 방사선에 의해 체세포 분열(mitosis)시 체세포 돌연변이(somatic mutation)가 나타나 암세포가 형성될 수 있습니다. 유전성 암의 발생에 관여하는 유전자 변이는 주로 종양 유전자(oncogene), 종양 억제 유전자(tumor suppressor), DNA 손상 복구 유전자(DNA mismatch repair gene) 등에 존재하며 종양 유전자는 점 돌연변이(point mutation), 염색체 재배열(chromosome rearrangement), 증식(amplification) 등에 의해 그 기능이 활성화되어 암을 일으킬 수 있습니다. 반면 종양 억제 유전자나 DNA 손상 복구 유전자가 돌연변이나 결실(deletion)로 인해 그 기능을 상실하고 정상적으로 나타나는 체세포 분열 과정에서의 실수를 인지하고 수정하는 과정을 수행하지 못해 암이 발생하게 됩니다.

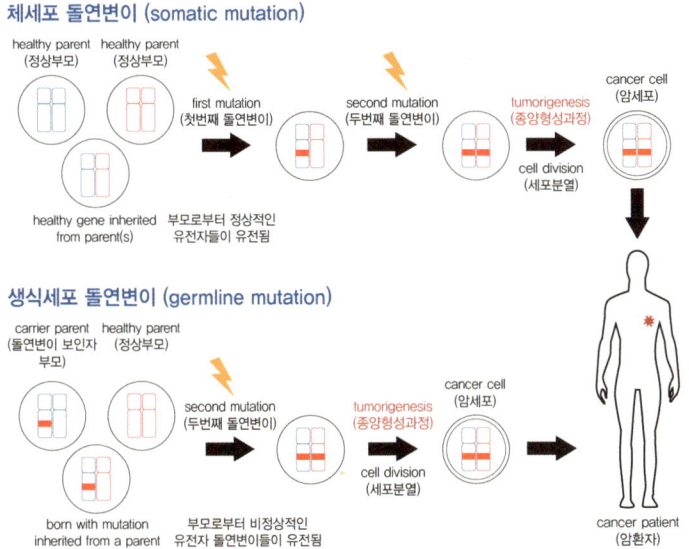

〈생식세포 돌연변이(germline mutation)와 체세포 돌연변이(somatic mutation)의 차이〉

08 유전자 검사는 어떻게 하는 건가요? 금식을 해야 하나요?

유전자 검사는 3ml의 혈액을 채혈하여 혈액세포 내에 존재하는 DNA를 추출하여 검사합니다. 유전성 암과 관련된 유전자 변이는 혈액세포만이 아니라 모든 세포의 핵에 존재하는데, 나이와 상관없이 항상 가지고 있기 때문에 어느 시기에 검사를 시행하든 결과는 동일합니다. 금식은 필요하지 않습니다.

09 항암치료를 하고 난 후에 유전자 검사를 하면 결과에 영향을 주지 않나요?

유전자 변이는 크게 생식세포 돌연변이(germline mutation)와 체세포 돌연변이(somatic mutation)로 분리해서 볼 수 있습니다. 생식세포 돌연변이는 부모로부터 물려받은 변이로 개체의 모든 세포들이 공유하는 변이이고 체세포 돌연변이는 살아가면서 새로 발생하고 축적된 돌연변이로 특정 세포에만 발생됩니다. 유전성 암 클리닉에서 시행하는 검사는 주로 생식세포 돌연변이입니다. 따라서 항암 치료 후 검사해도 결과를 확인할 수 있습니다.

10 유전자 검사 방법이 여러 가지가 있다던데 어느 방법이 가장 정확한가요?

유전자 검사는 인간의 DNA, RNA, 염색체, 대사물질을 분석하는 것이고 DNA 수준에서의 돌연변이, 유전체의 구조적 이상, 염색체의 이상, 대사산물의 변화 등을 검출하는 것입니다. 목적과 대상에 따라 다양한 검사 방법들이 있지만, 일반적으로 일컫는 DNA 검사로 다음과 같은 방법들이 있습니다.

가. 중합효소연쇄반응(polymerase chain reaction: PCR) 및 유전자 염기서열 검사

중합효소연쇄반응(PCR)은 이중나선의 DNA에 열을 가해 단일가닥으로 만든 다음(denature), 1쌍의 시발체를 결합시키고(primer annealing), 시발체를 기점으로 DNA 중합효소가 DNA에 상보적인 염기를 합성하여 다시 두 가닥의 DNA를 만들게 됩니다(extension). 이와 같은 과정을 반복하면서 PCR 산물이 만들어지고 PCR 주기에 비례하여 기하급수적으로 합성되며 30~40회 PCR 주기를 반복하면 2^{30}~2^{40}배의 DNA가 증폭되므로, 소량의 DNA로부터 염기 순서가 동일한 많은 양의 DNA를 증폭할 수 있습니다. PCR은 DNA를 조작하는 검사 방법의 대부분에서 사용되는 가장 기본적인 기법입니다. 유전자 염기서열 검사 기법은 1975년 Sanger 등이 개발한 디데옥시뉴클레오티드 사슬종결법 원리의 효소반응법이 보편적으로 이용되고 있습니다. 이 Sanger 방법을 바탕으로 형광 표지자와 모세관 전기영동 기반의 자동화된 염기서열 검사가 일반화되어 있습니다.

유전자 검사가 진행되면 환자로부터 추출된 이중나선의 DNA를 중합효소연쇄반응을 통해 증폭한 후 유전자 염기서열 검사(Sanger 방법)를 통해 돌연변이 유무를 판별합니다.

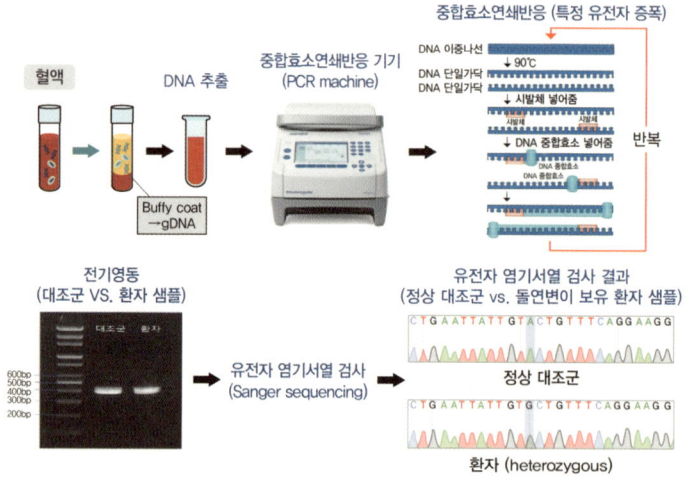

〈중합효소연쇄반응 및 Sanger법을 기본으로 한
유전자 염기서열 검사 방법 및 예시 결과〉

나. 차세대 염기서열 분석(Next-Generation Sequencing: NGS)

차세대 염기서열 분석법은 기존 Sanger 방법보다 대량으로 한꺼번에 유전체의 염기서열 정보를 얻는 방법(massive parallel sequencing)으로, 하나의 유전체를 작게 잘라 많은 조각으로 만든 뒤, 각 조각의 염기서열을 읽은 데이터를 생성하여 이를 해독하는 것을 말합니다. 개인(환자)의 염기서열 데이터를 표준 염기서열과 비교하는 작업(mapping)을 하고 이를 통해 개인과 표준 염기서열의 차이를 알아낸 후 이를 적당한 선택 기준을 정해 신뢰할 수 있는 염기서열 정보만 추출(variant calling)하게 합니다. 염기서열 변이 정보를 기존 데이터베이스와 비교하여 이미 밝혀진 변이인지 새롭게 발견된 변이인지 판단하고 그 변이가 아미노산의 변화를 가져올 것인지 아닌지, 또한 단백질 구조에 있어서 어떤 영향을 줄 것인지 예측하게 됩니다.

이처럼 유전자 검사 방법의 기술은 나날이 진화 발전하고 있으며 갈수록 효율성이 좋아지면서 비용도 감소하고 있습니다. 검사기술의 발전과 함께 민감도도 개선되고 질환과 관련된 데이터베이스도 쌓이면서 기존에 알려지지 않은 변이들의 해석이 달라질 수 있습니다. 따라서 유전자 검사는 인증된 검사기관에서 시행하는 것이 중요합니다.

참고문헌

- 유전자 검사의 종류와 방법. 질병관리본부 국립보건연구원 생명의과학센터 심혈관희귀질환과.
- 차세대 염기서열 분석법과 질병관련 유전자 변이의 발굴. 질병관리본부 유전체센터 바이오과학정보과.

11 의료기관이 아닌 유전자 검사기관에 의뢰해 저렴한 가격으로 유전자 검사를 했는데 병원에서 진행하는 유전자 검사와 결과가 다를 수 있나요?

유전자 검사를 시행하는 검체는 모발, 타액 등 다양하며 모발은 모낭세포를, 타액은 구강상피세포의 핵에서 추출한 DNA로 검사를 시행합니다. 어떤 세포를 사용하든지 그 세포에서 추출된 DNA의 양이 충분한지, 어떤 검사 방법으로 DNA를 증폭시키는지, 증폭시킨 DNA의 염기서열을 읽는 프로그램과 그 정확성이 검증되었는지가 중요합니다. 또한 유전성 암 유전자 패널의 구성이 적절한지도 매우 중요합니다. 유전자 검사의 신빙도를 결정하는 요인은 다양하며 인증기관의 검증을 받은 검사실에서 시행한 검사를 토대로 유전 상담을 받을 것을 권합니다.

12 유전자 검사를 받으면 유전성 암을 알 수 있나요? 유전자 변이가 있으면 다 암이 생기나요?

유전성 암에 대한 검사는 혈액 검체를 통해 확보한 DNA를 이용하여 암과 관련된 생식세포 돌연변이의 빈도가 비교적 높은 유전자들의 돌연변이가 존재하는지를 검사하는 방법입니다. 따라서 현재 알려져 있는 중요한 유전자의 생식세포 돌연변이가 존재하는지 알 수 있습니다. 하지만 유전성 암의 원인이 되는 유전자 변이가 아직 확실하게 규명되지 않은 경우에는 검사에 포함되지 않을 수 있으며, 이 경우에는 유전성 암 여부를 확인하기 어려울 수도 있습니다.

중요한 종양 성장/억제 유전자의 생식세포 돌연변이가 있다는 것이 반드시 해당 암에 걸린다는 것을 의미하는 것은 아닙니다. 돌연변이 유전자의 발현 정도, 생활습관이나 환경적인 요인 등에 따라 암의 발생에 영향을 받을 수도 있기 때문에 반드시 돌연변이의 존재가 암의 발생과 일치하는 것은 아닙니다.

13 유전자 검사 결과가 양성이라고 하는데 그것은 무엇을 의미하나요?

한 예로 국립암센터에서 시행하고 있는 28종의 유전성 암 유전자 패널은 *APC, ATM, BARD1, BRCA1, BRCA2, BRIP1, CDH1, CHEK2, EPCAM, MEN1, MLH1, MSH2, MSH6, MUTYH, NBN, PALB2, PMS2, PTEN, RAD50, RAD51C, RET, STK11, TP53, NF1, RAD51D, POLD1, POLE, SMAD4* 입니다. 이들 유전자는 위에서 언급한 종양 억제 유전자, 발암 유전자 또는 DNA 손상 복구 유전자 중 하나이며, 결과가 양성이라 함은 위 유전자들에서 기능의 지나친 활성화 또는 손실에 관여하는 알려진 돌연변이가 검출되었다는 뜻입니다.

결과	의미
병원성 변이 양성	• 유전성 암을 발생시키는 병원성 변이가 있다. • 유전성 암의 위험도가 증가하므로 주기적인 검진이 필요하며, 예방적 수술을 고려할 수 있다.
병원성 변이 음성	• 유전성 암을 발생시키는 병원성 변이가 관찰되지 않았다. • 암이 발생하지 않는 것은 아니며, 암 발생 위험도는 일반인과 유사하다.
미분류 변이	• 유전자에 변이가 있으나, 유전성 암과의 인과관계가 명확하지 않다. • 시간이 흐른 후 자료가 축적되어 암과의 연관성이 밝혀진다면 그 의미가 달라질 수 있는 변이이다.

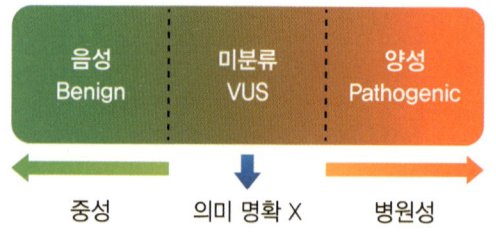

〈유전자 검사 결과 판정(음성, 미분류, 양성)에 따른 해석〉

14 유전자 검사가 병원성 변이라면 어떤 조치를 취해야 하고 어떻게 관리해야 하나요?

병원성 BRCA 1/2 유전자 변이로, 단백절단 변이나 일부 과오 유전자 변이가 발생하여 유전자 변이로 인한 유방/난소암의 발생 위험이 있는 경우를 의미합니다. 유전자 검사 결과 상담 시 암 발생 위험을 감소시키기 위한 예방적 조치(적극적 암 발생 감시, 화학적 예방, 예방적 수술 등)에 대한 정보를 제공하며, 추가적으로 가족 검사를 고려해 볼 수 있습니다.

참고문헌

- 유방학 제4판. 한국유방암학회.

15 유전자 검사 결과가 음성이라고 하는데 그것은 무엇을 의미하나요?

유전성 암과 관련된 유전자는 여러 종류가 있는데 발암 유전자

(oncogene) 및 종양 억제 유전자(tumor suppressor gene)가 대표적입니다. 발암 유전자는 세포의 분열과 사멸을 조절하는 유전자인데 암과 관련될 경우 기능에 이상이 생겨 세포로 하여금 정상적인 분열과 사멸 과정에서 벗어나게 합니다. 예를 들어, 세포 분열의 시작을 촉진하는 특정 유전자의 조절부위에 돌연변이가 일어나서 외부의 조절 신호를 수용하지 못하면, 급속히 세포 분열이 일어나 암세포가 형성될 수 있습니다. 종양 억제 유전자는 세포 분열을 중지시키는 과정에 개입하고 있습니다. 종양 억제 유전자가 사라지거나 파괴될 경우 세포 분열이 적절한 시기에 중지되지 못하고 계속 일어나는데 대표적으로 *TP53*이 있습니다. 우리 몸의 DNA가 손상 받았을 때 제대로 복구하는 기능을 담당하는 유전자의 돌연변이가 있는 경우에도 암이 잘 생깁니다. 현재 검사실에서 시행하고 있는 28종의 유전성 암 유전자 패널은 *APC, ATM, BARD1, BRCA1, BRCA2, BRIP1, CDH1, CHEK2, EPCAM, MEN1, MLH1, MSH2, MSH6, MUTYH, NBN, PALB2, PMS2, PTEN, RAD50, RAD51C, RET, STK11, TP53, NF1, RAD51D, POLD1, POLE, SMAD4* 입니다. 이들 유전자는 위에서 언급한 종양 억제 유전자, 발암 유전자 또는 DNA 손상 복구 유전자 중 하나이며 결과가 음성이라 함은 위 유전자들에서 기능의 지나친 활성화 또는 손실에 관여하는 알려진 돌연변이가 검출되지 않았다는 뜻입니다.

참고문헌

- Robert H Tarmarin, 전상학, 권혁빈, 나종길 등. 유전학의 이해. 7판.
- 유방암 100문100답 3판. 유방암센터.

16 유전자 검사에서 음성이 나오면 일반 사람들보다 암이 발생할 확률이 줄어드나요?

유전적 소인이 없어도 발암 물질을 많이 접하는 환경에 살면 체세포의 돌연변이가 일어나 세포의 분열과 사멸에 관련된 유전자 조작기구가 붕괴돼 암에 걸릴 수 있습니다. 실질적으로 4,000명의 암환자를 대상으로 조사했을 때 거의 절반은 실제로 가족 중에 암 병력이 없었고 약 7%만이 가족 중에 암 병력이 있었습니다. 환경은 발암 작용에 중요한 역할을 하며, 감염, 생활 습관, 환경이나 음식물에 존재하는 물질들이 어떻게 암을 유발하는지 정확한 메커니즘은 알려지지 않았지만, 모든 암의 80~90% 정도를 일으킨다고 추정됩니다. 하지만 유전적 소인이 있는 사람의 경우 없는 사람보다 이와 같은 발암 물질에 취약하다고 볼 수 있습니다.

참고문헌

- Robert H Tarmarin, 전상학, 권혁빈, 나종길 등. 유전학의 이해. 7판.

17 **유전자 검사 결과가 미분류 변이라고 하는데 그것은 무엇을 의미하나요?**

최근 차세대 염기서열 분석법(NGS)의 도입으로 다양한 방법을 통해 유전자 검사가 시행되고 있으며, 이들 돌연변이는 미국의학유전학회 (American College of Medical Genetics, ACMG) 가이드라인에 따라 양성(pathogenic), 양성 가능성(likely pathogenic), 미분류 변이(VUS, Variants of Unknown Significance), 음성 가능성 (likely benign), 음성(benign)으로 분류하고 있습니다. 검사를 통해 확인된 결과가 미분류 변이(Variant of Unknown/Uncertain Significance)라 함은 양성 돌연변이와 음성 돌연변이 중간에 위치하고 있으며, 아직까지 그 의미가 명확하지 않은 변이를 의미합니다.

18 **미분류 변이는 시간이 지나면 결과가 바뀔 수 있다고 하는데 그게 무슨 뜻인가요?**

미분류 변이(Variant of Unknown/Uncertain Significance)란 양성 돌연변이와 음성 돌연변이 중간에서 아직까지 의미나 해석이 명확하지 않다는 것으로, 시간이 지나면서 해석하는 데이터가 쌓이고 연구를 통해 대부분의 경우 중성 변이로 판명되지만 일부는 양성 돌연변이로 판명되기도 합니다. 따라서 의미가 정확해질 때까지 재해석이 필요합니다. 보통 1년 후 외래에서 재해석의 절차를 거치고 다시 한 번 의미가 변경될 수 있음을 설명 드립니다. 1년 후 대부분의 미분류 변이는 미분류 상태인 경우가 많습니다. 하지만, 간혹 돌연변이로 의미가 변경되는 경우도 있어 이에 대한 충분한 설명이 필요합니다.

참고문헌

- 대한진단유전학회 홈페이지 ksgmd.org

19 유전성 암 유전자 패널검사에서 음성이 나왔으면 유전자 변이가 없다고 생각해도 될까요?

현재 시행하고 있는 유전자 패널에 대한 돌연변이가 음성일 뿐 다른 알려지지 않은 암 관련 유전자에 대해서는 분석이 되지 않은 결과입니다. 또한 대표적으로 *BRCA1/2*의 경우 현재 검사법으로 사용되는 차세대 염기서열 분석법으로는 검출이 어려운 긴 분절의 결손이나 중복을 의미하는 거대 유전체 재배열(large genomic rearrangement)을 확인하는 과정이 필요합니다. 임상적으로 유전성 암이 강력히 의심되고 유전성 암 유전자 패널검사에서 음성이 나올 경우 추가적으로 거대 유전체 재배열을 확인하는 과정이 권고됩니다.

20 NGS 유전자 검사를 했는데 *BRCA1/2* 돌연변이가 발견되었다고 합니다. 추가 유전자 검사가 필요한가요?

*BRCA1/2*에서 돌연변이가 나오면 추가 유전자 검사는 하지 않습니다. 오히려 *BRCA1/2*의 돌연변이가 임상적으로 의심되는데 발견되지 않으면 추가 검사를 시행하게 됩니다. 현재 검사실에서 시행하고 있는 *BRCA1/2* 검사법은 차세대 염기서열 분석법으로 전체 유전자를 작게 조각내어 합성한 후 인간 게놈 프로젝트로 확인된 참조 염기서열을 바탕으로 염기서열을 분석하는 방법입니다. 하지만 이 방법은 *BRCA* 돌연변이 중 긴 분절의 결손(deletion)과 중복(duplication)과 같은 거대 유전체 재배열(large genomic rearrangement)에 대해서는 확인이 어렵고 한국유방암학회에서는 Sanger 방법(생어법)에 의해 *BRCA* 유전자 돌연변이가 확인되지 않더라도, 복합결찰의존 프로브증폭법(multiplex ligand-dependent probe amplification, MLPA) 등을 이용하여 거대 유전체 재배열을 확인하는 것을 권고합니다. 국내와 싱가포르 보고에 따르면 기존 유전자 검사에서 돌연변이 음성으로 나온 고위험군에 대한 MLPA 검사를 통해 0.8~3%의 거대 유전체 재배열 위험률을 보였고, 한국인 유전성 유방암 연구에 등록된 환자들을 분석한 결과를 보면 *BRCA* 돌연변이 양성 환자의 약 3~7%가 거대 유전체 재배열을 가지고 있는 것으로 분석됐습니다.

참고문헌

- 유전체 의학 시대를 맞이한 유전성 유방암-난소암 증후군 유전검사의 임상적 함의: 임상의사가 바라본 전망. J Breast Dis 2016 June; 4(1):1-9.
- Korean Breast Cancer Society. The 6th Korean Clinical Practice Guideline for Breast Cancer. Seoul: Korean Breast Cancer Society; 2015.
- Seong MW, Cho SI, Noh DY, Han W, Kim SW, Park CM, et al.. Low contribution of *BRCA1/2* genomic rearrangement to high-risk breast cancer in the Korean population. Fam Cancer 2009;8:505-8.
- Lim YK, Lau PT, Ali AB, Lee SC, Wong JE, Putti TC, et al.. Identification of novel *BRCA* large genomic rearrangements in Singapore Asian breast and ovarian patients with cancer. Clin Genet 2007; 71:331-42.
- Seong MW, Cho SI, Kim KH, Chung IY, Kang E, Lee JW, et al.. A multi-institutional study of the prevalence of *BRCA1* and *BRCA2* large genomic rearrangements in familial breast cancer patients. BMC Cancer 2014;14:645.

21 유전자에 병원성 변이를 없애는 방법이 있나요?

현재 임상에서 유전자 병원성을 제거하는 방법은 없습니다. 이론적으로는 유전자 병원성을 제거할 방법이 있습니다. 세계를 바꿀 10대 기술로도 알려진 DNA 편집 '유전자 가위'로 정밀하게 효소를 사용해 변이 DNA를 제거하고 다른 DNA를 삽입하는 기술이 개발되어 있습니다. 예를 들어 쥐의 멜라닌 생성에 관여하는 티로시나제(*Tyrosinase, Tyr*) 유전자를 염기 교정 가위를 이용해 염기 내 특정 위치를 바꿔서 유전자 교정 쥐를 만들 수 있습니다. 이들 쥐는 유전자 위치에 따라서 근무력증이나 백색증을 보일 수 있습니다. 하지만, 이러한 연구는 현재 동물 실험에

머무르고 있습니다. DNA 편집 '유전자 가위'의 정확도가 높아지고 오작동을 방지하는 시스템이 점차 개발되고 있어서 언젠가 임상에 적용될 날이 오리라 기대하고 있습니다.

유전자 변이는 자녀에게 유전되는데, 영국 등 일부 국가에서는 시험관 아기를 통해서 수정 이후 세포 검사를 해서 정상 배아를 이식하는 방법으로 변이 유전자가 자녀에게 유전되지 않는 기술을 허용하고 있습니다. 2020년 10월 현재 국내에서는 이러한 방법이 법적으로 허용되지 않고 있습니다.

22 유전성 암이 의심되어 검사를 받아보라는 권고를 받았습니다. 검사 진행을 하지 않을 경우 문제가 될까요?

암의 원인은 다양합니다. 가족 중에 암을 진단받은 사람들이 많다면, 그 원인은 비슷한 생활습관이나 함께 사는 환경 조건 때문일 수 있지만, 유전성 소인일 수도 있습니다. 일반적으로 모든 사람에게 유전성 암에 대한 검사를 권유하지 않습니다. 그러나 주치의로부터 유전성 암 검사 권고를 받는다면 검사를 받길 권장합니다. 유전성 암이 의심될 때는 유전성 소인이 있는지를 확인하여, 나와 나의 가족들의 암 발생 위험 정보를 확인하고, 암 예방을 위해 가능한 조치가 있는지를 알아볼 필요가 있습니다. 만약 검사를 하지 않는다면, 혹시 있을지도 모를 유전성 소인을 확인하지 못해, 그에 따른 적절한 암 예방 조치를 받지 못하게 됩니다.

참고문헌

- Genetic/Familial High-Risk Assessment: Breast, Ovarian, and Pancreatic. Version 1.2020, NCCN Guidelines.

23 나이가 많은데 유전자 검사를 굳이 해야 하나요?

암에 대한 유전성 소인을 확인하는 것은, 나와 가족의 건강관리를 위해 필요합니다.

유전성 소인으로 나에게 더 발생할 수 있는 암이 있는지 알아보고 조치를 취할 수 있는 기회를 갖는 것이 중요합니다. 고령인 경우, 유전자 검사가 본인의 건강관리에 도움이 될 것인가는, 현재 개인의 건강상태에 따라 다를 수 있으니, 이에 대해 의료진과 상담을 하길 권장합니다.

또한 나의 유전성 소인에 대한 검사 결과는 나의 형제나 자매, 자녀들의 암 발생 위험을 예측할 수 있는 중요한 정보이므로, 가족의 건강관리를 위해서도 필요합니다.

참고문헌

- Genetic/Familial High-Risk Assessment: Breast, Ovarian, and Pancreatic. Version 1.2020, NCCN Guidelines.

24 유전 이외에 암이 발생하는 원인에는 어떤 것이 있나요?

유전성 암이 차지하는 암의 요인은 전체 암 발생의 5%로 대부분은 식습관이나 생활 등 환경적인 요인에서 비롯됩니다.

〈국제암연구소(IARC)에서 밝힌 암의 원인〉

원인	국제암연구소[1]
흡연	15~30 %
만성 감염	10~25 %
음식	30 %
직업	5 %
유전	5 %
생식(生殖) 요인 및 호르몬	5 %
음주	3 %
환경오염	3 %
방사선	3 %

1) 세계보건기구 산하 국제암연구소 발행 World Cancer Report 2003

출처 : 질병관리본부 홈페이지

25 부모님 모두 유전자 검사에서 병원성 변이가 발견되지 않았어도 나에게 병원성 변이가 발견될 수 있나요?

있습니다. 배아 발생 단계에서 유전자 변이가 생기는 경우 부모님의 병원성 변이가 없어도 본인에게는 변이가 있을 수 있습니다.

26 암 말고 다른 질환도 유전성 암 유전자 검사로 발생할 확률을 계산할 수 있나요?

소아기에 발병하는 다양한 유전 질환을 포함해서 유전자 검사를 진행하고, 검사 결과에 따른 발병 확률을 예측할 수 있습니다. 하지만, 질환과 관련된 유전자를 검사해야 하므로 일반적인 유전성 암 검사를 진행하신다고 해서 암 이외의 다른 질환에 대한 예측을 할 수 있는 것은 아닙니다.

참고문헌

- 유전자 검사의 종류와 방법. 질병관리본부 국립보건연구원 생명의과학센터 심혈관희귀질환과.

27 저는 매년 꾸준히 건강검진을 받고 있습니다. 어차피 유전자 검사에서 병원성 변이가 양성으로 나와도 검진을 꾸준히 하라고 권유할 텐데 유전자 검사를 하는 것이 의미가 있나요?

일반적인 건강검진은 만성질환의 위험 정도와 암의 조기발견을 위해 시행하게 됩니다. 국가 암검진은 위암, 유방암, 자궁경부암, 대장암에 대해 시행하며, 고위험군에서 폐암과 간암 검진을 추천하고 있습니다.

유전자 검사에서 암 발생과 밀접한 관계가 있는 병원성 변이가 있다면, 일반인에게 권장되는 암예방검진으로 부족할 수 있습니다. 유전성 변이의 종류에 따라, 발생이 높은 암의 종류가 다를 수 있습니다. 병원성 변이로 인한 발생률이 높은 암의 발생을 예방하기 위해 수술이나 약물 처방을 통한 예방적 조치를 시행하거나, 암의 조기발견을 위해 검사를 추가하거나 검사 주기를 짧게 조절해야 할 수 있습니다.

참고문헌

- Genetic/Familial High-Risk Assessment: Breast, Ovarian, and Pancreatic. Version 1.2020, NCCN Guidelines.

28 어떤 사람들이 유전성 암에 대한 검사를 받아야 하나요?

다음의 항목에 해당하는 사항이 있을 경우 유전성 암에 대한 검사들이 고려될 수 있습니다.

1) 암이 해당 질병의 유병 연령에 비해 젊은 나이에 발생한 경우
2) 한 사람에게 다양한 종류의 암이 진단된 경우
3) 양측에 존재하는 기관(예를 들면 신장 또는 유방)의 양측 모두에 암이 발생하는 경우
4) 혈연관계의 친족(부모, 형제, 자녀)에게 같은 종류의 암이 발생하는 경우
5) 특정한 암이 이례적으로 발생하는 경우
   (예; 남성에서 발생하는 유방암)
6) 암 발생과 관련이 있는 다른 유전적인 소인이 있는 경우
   (예; 신경섬유종증)
7) 특정한 암이 호발하는 것으로 알려져 있는 인종이나 민족에 해당하는 경우 (예; 아슈케나지 유대인)

29 유전성 암에 대한 상담에서는 어떠한 내용을 논의하나요?

유전성 암에 대한 상담은 유전자 검사를 시행하기 전이나 후에 진행하고 있으며, 상담에서는 다음의 사항들에 대해 논의를 하게 됩니다.

1) 유전자 검사의 적절성 여부 및 검사에 따른 득과 실
2) 유전자 돌연변이 검사의 결과 해석
3) 유전자 검사에 따르는 심리적인 영향에 대한 상담
4) 자녀에게 대물림될 수 있는 유전성 소인에 대한 상담
5) 다른 가족 구성원들의 검사 필요 여부 상담
6) 가장 적절한 검사 방법에 대한 상담

유방암

30 암이 진단되면, 무조건 유전자 검사를 받아야 하나요? 유방암과 관련된 유전자는 어떤 것들이 있나요?

유방암이 진단되면, 무조건 유전자 검사를 받는 것은 아닙니다.

1) 유방암이 진단되고 환자의 가족 및 친척(3차 관계 이내)에서 1명 이상 유방암, 난소암, 가족 중 남성 유방암, 전이성 전립선암, 췌장암이 있는 경우
2) 만 40세 이하에 진단된 유방암
3) 만 60세 이하에 진단된 삼중음성 유방암
4) 양측성 유방암
5) 유방암과 함께 난소암 또는 췌장암이 발생한 경우
6) 난소암(상피성 난소암으로 난관암과 원발성 복막암이 포함됨. 단 조직학적으로 순수 점액성 난소암은 제외)
7) 남성 유방암

이러한 경우에는 유전 상담을 통해 유전성 유방암에 대한 위험도를 평가하고, 위험도에 따라 유전자 검사를 하여 결과를 확인하는 과정을 거치게 됩니다.

유전자 돌연변이가 원인이 되어 유방암이 발생한 경우를 유전성 유방암이라고 하는데, 가장 흔한 유전성 유방암은 *BRCA1*, *BRCA2* 유전자의 돌연변이가 원인이 됩니다.

유전자명	유전자별 관련 암종							그 외 암	관련 질환명
	유방암	난소암	대장암	자궁내막암	췌장암	위암	전립선암		
BRCA1, BRCA2	○	○			○		○	흑색종	유전성 유방암-난소암 증후군
MLH1, MSH2, MSH6, PMS2, EPCAM, MLH3, PMS1		○	○	○	○	○		간담도암, 요관암, 뇌암	린치 증후군
STK11	○	○	○	○	○	○		신장암, 방광암, 폐암, 자궁경부암	포이츠-제거스 증후군
APC, BMPR1A, SMAD4			○		○	○		갑상선암, 간암	가족성 선종성 용종증
MUTYH			○					방광암	MUTYH 연관 용종증
CDKN2A, CDK4					○				
TP53	○	○	○	○	○	○		육종, 뇌종양, 백혈병, 부신피질암	라-프라우메니 증후군 (유전성 비용종성 대장암)
PTEN	○		○	○				갑상선암, 신장암	PTEN 과오종 증후군
CDH1	○					○			유전성 미만성 위암
PALB2, ATM	○							림프종, 백혈병, 흑색종	
CHEK2	○							육종, 신장암	
NBN	○							림프종, 속질모세포종, 횡문근육종	
BARD1, FANCM	○								
BRIP1, RAD51C, RAD51D, RAD50, SLX2	○	○							난소 감수성 암
MEN1, RET, SDHA, SDHAF2, SDHB								갑상선 수질암, 갈색세포종, 부갑상생종(RET), 부갑상선암, 내분비암종	제1형 다발성 내분비선종증(MEN1), 제2형 다발성 내분비선종증(RET), 가족성 갑상선 수질암, 유전성 부신경절종-갈색세포종

유전자명	유전자별 관련 암종							관련 질환명
	유방암	난소암	대장암	자궁내막암	췌장암	위암	전립선암	그 외 암	
POLE, POLD1, AXIN1, AXIN2, GALTN2, EX01, GREM1			○						
PRSS1					○				
VHL, WT1, KRAS, NRAS, LMO1, R81								중추신경계 혈관모세포종, 망막혈관 모세포종, 갈색세포종, 내림프낭종	본-히펠 린다우 증후군(VHL), WT1연관 윌름스 종양
TSC1, TSC2								망막종양, 뇌종양, 폐의 림프종	결절성 경화증

참고문헌

- 「국민건강보험법」제41조제3항 및 제4항, 「국민건강보험법 시행령」제19조제1항 관련 별표2 및 「국민건강보험 요양급여의 기준에 관한 규칙」제5조제2항에 의한 「요양급여의 적용기준 및 방법에 관한 세부사항(보건복지부 고시 제2020-135호, 2020.6.29.)」

31 *BRCA* 유전자 검사에서 병원성 변이가 양성으로 나왔습니다. 유방암과 관련해서 어떤 조치를 취해야 하나요? 치료법이 달라지나요?

BRCA 유전자 검사에서 병원성 변이를 갖고 있는 유방암 환자에서 유방 보존수술을 받았을 때 유방암 치료에 대한 생존율 성적에는 병원성 변이를 갖고 있지 않는 유방암 환자와 차이가 없으므로 유방 보존수술이 시행될 수 있습니다. 하지만 7년 이상 경과 시 같은 쪽 유방 내 재발율의 증가가 있을 수 있으므로, 이에 따른 세밀한 추적관찰과 검사가 필요합니다.

병원성 변이를 갖고 있는 유방암 환자에서 반대측 유방에 대한 위험 감소 유방절제술은 유방암 생존율을 의미 있게 향상 시키지는 못하지만, 반대편 유방암 발생률이 병원성 변이를 갖고 있지 않는 유방암 환자에 비해 현저히 높기 때문에, 선택적으로 시행할 수 있습니다.

또한 병원성 변이를 갖고 있는 유방암 환자에서 같은 쪽 유방 내 재발 및 반대 측 유방암 발생률을 낮추기 위해서 위험 감소 난소-난관 절제술을 시행할 수 있습니다.

항암화학 치료의 경우, BRCA 유전자의 병원성 변이가 있는 환자에서 유방암의 표준요법을 따르되, 백금(platinum) 제제의 사용을 고려할 수 있습니다.

32 **BRCA 유전자 검사에서 병원성 변이가 양성으로 나왔습니다. 주치의 선생님께서 예방적으로 양쪽 유방을 절제하는 것을 고려해보자고 하는데 저는 아직 나이도 젊고, 수술이 무서운데 예방적 유방절제술을 반드시 받아야 하나요?**

위험 감소 수술을 시행하기 전에, 수술의 이익과 합병증에 대하여 충분한 상의를 거쳐서 신중하게 시행 여부를 결정하여야 합니다. BRCA 유전자의 병원성 변이가 있는 경우 유방암 발생 위험을 감소시키기 위해, 양측 유방의 예방적 유방절제술을 고려할 수 있습니다. 또한 유방암에 대하여 진단 받고, 수술을 받은 BRCA 유전자 병원성 변이 환자에서 위험 감소를 위하여,

반대 측 유방절제술을 고려할 수 있습니다. 그러나 위험 감소 유방절제술을 받았을 때 생존에 대한 이득의 근거는 아직까지 불충분하여, 개개인의 암 발생 위험도와 암 발생 억제 효과의 정도에 근거하여 개별화된 상담이 필요합니다.

또한 우리나라에서는 2017년 9월 26일부터 병원성 변이 양성으로 확인된 유방암 환자에게 예방적 유방절제술(전절제 후 복원 포함) 시 보험 적용이 되었고, 이에 따른 유방암 수술 시 반대쪽 유방의 예방적 유방절제술 시행이 늘고 있습니다.

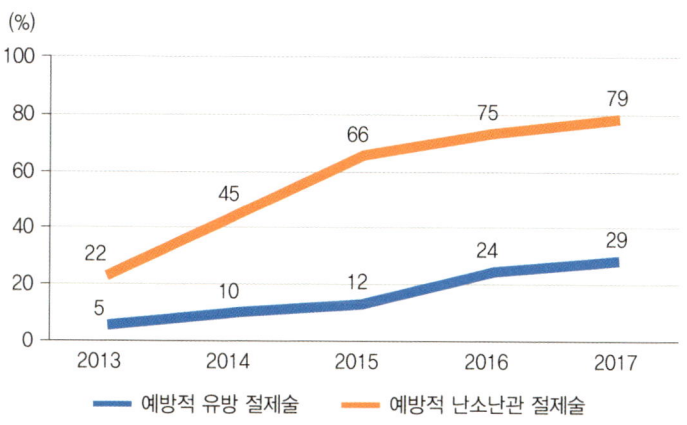

〈유방암 진단받은 *BRCA* 보인자의 예방적 수술 현황〉

출처 : KOHBRA(한국인 유전성 유방암 연구회: http://www.kohbra.kr) 참고

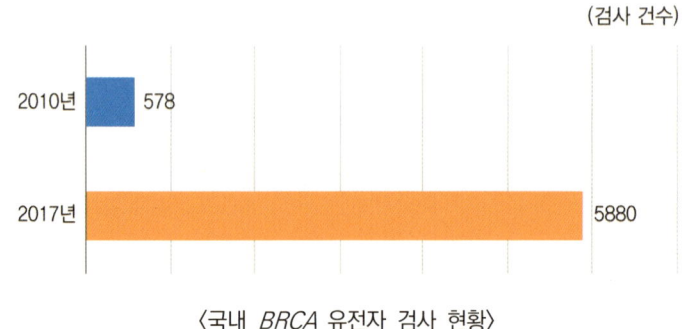

〈국내 BRCA 유전자 검사 현황〉

출처 : 건강보험심사평가원 자료

33 BRCA1/2 유전자의 병원성 변이의 유전 확률이 성별에 따라 다른가요?

BRCA 유전자 변이는 상염색체 우성 유전으로 남자와 여자 모두에서 질병 대립 유전자(alleles)는 발현되며, 그 대립 유전자들은 동등한 비율로 아들과 딸에게 전달될 수 있습니다. 그리고 유방암 유전자는 어머니, 아버지를 통해서 모두 유전될 수 있습니다.

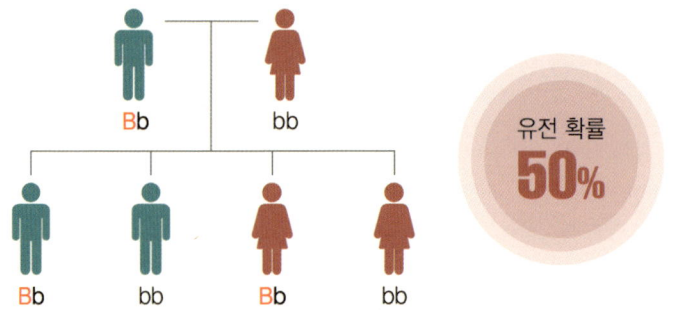

BRCA 유전자 변이는 우성으로 유전됩니다. 변이가 하나라도 있으면 결과가 나타나게 된다는 뜻입니다.(대문자 "B"가 유방암 유전자 돌연변이이며, 소문자 "b"가 정상 유전자입니다.)

그림의 가계도처럼 사람은 두 쌍의 유전자로 구성되어 있고 부모로부터 하나씩 물려받기 때문에 변이를 가지고 있다면 자녀에게 물려줄 확률은 성별에 관계없이 정확히 50%입니다.

유방암 유전자 변이는 엄마에서 딸로뿐 아니라, 아버지에게서 딸 또는 아들로 유전될 수 있기 때문에, 양측 부모 모두의 친척에서 유방암 및 난소암에 대한 병력을 알고 있는 것이 중요합니다.

34 남자도 BRCA 돌연변이 검사를 해야 하나요?

부모, 형제자매, 자녀에서 병원성 변이가 확인된 경우 남자도 검사를 해야 합니다. BRCA 유전자 변이가 있는 경우 남성이라도 유방암의 위험이 있으며, 평생 위험률은 5~10% 가량으로 보고 있습니다. 그리고 일반 남성보다 전립선암의 위험이 높습니다.

1) BRCA1 변이가 있는 경우 남성 유방암의 위험은 0.2~2.8%이며, 전립선암의 위험도 약간 증가됩니다. 10% 이하에서 췌장암의 위험(일반인의 경우 1.3%)이 나타납니다.
2) BRCA2 변이가 있는 경우 대장암의 위험은 약간 증가되며 35~40% 가량 전립선암의 위험이 있습니다. BRCA1보다

남성 유방암의 위험은 더 높으며 일반인의 경우 0.1%의 유병율을 보이나 BRCA2 변이의 경우 3.2~12%의 평생 위험률을 보입니다. 10% 이하에서 췌장암의 위험이 있습니다.

참고문헌

- 유전성 유방암 유전 상담 매뉴얼 version 1.0. 한국유방암학회 한국인 유전성 유방암 연구회.

35 BRCA 유전자 검사에서 병원성 변이가 양성으로 나왔습니다. 저는 남자인데 유방에 대한 검진과 진료를 어떻게 받아야 할까요?

BRCA 유전자 변이가 있는 경우 남성이라도 유방암의 위험이 있으며, 평생 위험률은 5~10% 가량으로 보고 있습니다.

남자는 35세부터 매달 정해진 날짜에 규칙적으로 자가검진을 통해 가슴 부위 특히 유두 주변으로 만져지는 혹이 있는지 관찰하는 것이 좋습니다. 그리고 6~12개월에 1회는 유방암 전문의에게 진료를 받아 신체 검진이나 필요시 유방 초음파 검사를 받도록 합니다.

40세경에는 기본적으로 1회 유방 촬영검사를 시행하는 것을 고려하고, 만약 여성형 유방 혹은 치밀 유방이라면 매년 유방 촬영을 시행할 것을 권고합니다.

36 유방암이 걸릴까 걱정하면서 스트레스 받는 것보다 안젤리나 졸리처럼 유방 절제를 해버리면 어떨까요?

예방적 수술로 암을 100% 방지할 수는 없으나 위험 방지에 가장 효과적입니다. 예방적 유방절제술은 유방암 위험의 90%, 예방적(위험 감소) 난소난관절제술은 난소암 위험을 90% 낮출 수 있으며, 예방적 난소난관절제술만 시행하는 경우에도 유방암의 위험을 50% 낮출 수 있습니다.

30세의 *BRCA* 유전자 변이 여성이 예방적 유방절제술을 받을 경우 3~5년의 생존 이득이 있으며, 예방적 난소난관절제술을 시행할 경우 0.3~2년의 이득이 있습니다. 연령이 높아질수록 이득은 낮아지며, 60세에 시행하는 경우 거의 줄어듭니다. 40세에 예방적 유방절제술과 난소난관절제술을 동시에 시행하면 *BRCA1*에서 24%, *BRCA2*에서 11%의 생존 효과가 있으며, 25세에 유방절제술을 시행하고 40세에 난소난관절제술을 시행하면 1~2%의 추가적인 효과가 있는 것으로 나타났습니다. 유방절제술을 시행하지 않고 선별 검사로 대체한다면 2~3%의 감소를 보였습니다. 예방적 수술 여부는 환자의 연령과 개개인의 상태를 고려하면서 결정해야 합니다. 국내에서 2017년 9월 26일부터 병원성 변이 양성으로 확인된 유방암 환자에게 예방적 유방 전절제술 및 복원에 대해 보험 급여를 적용하고 있으며, 실제 임상에서도 유방암 수술 시 예방적 유방 전절제술 및 즉시 재건에 대한 비율이 늘고 있습니다. 그러나 아직까지 병원성 변이 보인 자에 대한 예방적 유방절제술에는 보험 적용은 되지 않습니다.

참고문헌

- 유전성 유방암 유전 상담 매뉴얼 version 1.0 - 한국유방암학회 한국인 유전성 유방암 연구회

37 *BRCA* 유전자 검사에서 병원성 변이가 양성으로 나와 예방적 절제술을 받은 후 복원술을 받을 수 있나요?

예방적 유방절제술 후 선택적으로 유방재건술을 시행할 수 있으며, 자기 조직 혹은 인공보형물을 이용할 수도 있습니다.

자기 조직을 이용할 경우, 등 근육이나 배 근육을 이용한 방법을 많이 하고 있습니다.

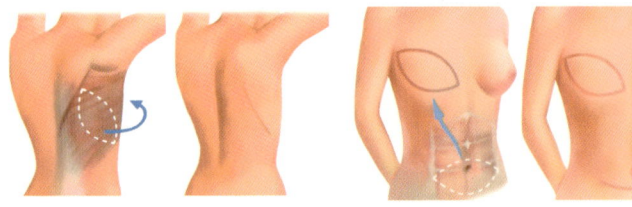

인공보형물의 경우 실리콘 재질의 보형물을 주로 사용하며, 자기 조직을 이용한 수술보다 비교적 간단하여 널리 사용하고 있습니다.

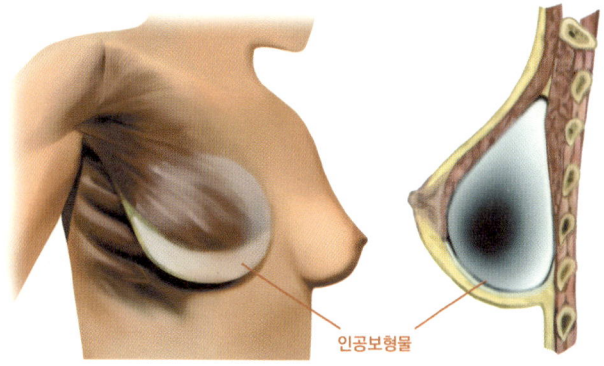

인공보형물

참고문헌

- 유전성 유방암 유전 상담 매뉴얼 version 1.0. 한국유방암학회 한국인 유전성 유방암 연구회.

38 저희 가족 중에서 저만 유방암을 진단받았고 유방이나 난소암 가족력이 없습니다. 하지만 딸에게 유방암이 생길까봐 걱정됩니다. 유전자 검사를 해야 하나요?

NCCN(National Comprehensive Cancer Network, 미국종합암네트워크)이나 ASCO(American Society of Clinical Oncology, 미국임상종양학회) 권고안에서는 유전자 변이 위험도가 약 10% 이상인 자를 대상으로 유전자 검사를 권고하며, 가계 내 본 검사를 시행 받은 구성원이 없는 경우, 발병 연령과 관계없이 본인을 포함한 유방암 가족력이 3명 이상이거나, 본인을 포함한 유방암 가족력이 2명인 경우에 적어도 한 명이 50세 이전에 진단된 경우, 본인이 유방암이며 적어도 한 명 이상의 가족이 상피성 난소암을 진단받은 경우 *BRCA1/2* 유전자 변이의 유병률은 9.8~48.1%로 유전성 유방암에 대한 유전 상담과 검사가 권고됩니다. 유방암 또는 난소암의 가족력이 없는 경우 본인이 유방암 환자이며 상피성 난소암을 진단받았거나, 35세 이전 유방암을 진단받은 경우, 양측성 유방암을 진단받은 경우 *BRCA1/2* 유전자 변이 보유 확률은 8.5~42%로 검사 대상이 됩니다. 그 이외에도 남성 유방암 환자의 경우도 *BRCA1/2* 유전자 변이 검사를 고려하게 됩니다.(유방암 30번 문항 표 참조)

췌장암의 가족력이 있거나 전립선암이 있는 경우 *BRCA1/2* 유전자 변이와 관련성이 확인이 되지만 아직 국내에서는 연구가 부족한 상황입니다.

서구의 연구에 따르면 삼중음성 유방암에서 *BRCA* 변이의 유병률이 높은 것으로 나타나 60세 이전에 발생한 삼중음성 유방암의 경우 *BRCA* 유전자 검사를 권유하고 있습니다. 국내에서는 2020년 7월 1일부터 60세 이전에 발생한 삼중음성 유방암 환자의 *BRCA* 검사를 보험으로 인정하기 시작하였습니다.

참고문헌

- 2019 제8차 한국유방암 진료 권고안.

39 *PTEN* 유전자 검사에서 병원성 변이가 양성으로 나왔습니다. 유방암과 관련해서 어떤 조치를 취해야 하나요? 치료법이 달라지나요?

PTEN 유전자는 유전성 유방암의 1% 미만으로 알려져 있고, 코우덴 증후군(Cowden syndrome)과 관련이 있습니다. 현재 한국 유방암 진료권고안 및 NCCN 가이드라인에 따르면 *PTEN* 유전자의 병원성 변이 양성으로 확인되면 유방암 위험이 증가하므로, 18세부터 유방 자가검진, 25세부터 혹은 가장 유방암을 젊은 나이에 진단받은 가족보다 5~10년 전 중 빠른 시점부터 6~12개월마다 임상 진찰이 필요합니다. 30~35세부터 또는 가장 유방암을 젊은 나이에 진단받은 가족보다 5~10년 전 중 빠른 시점부터 매년 유방촬영술 시행(토모신테시스와 유방조영 MRI 시행 고려)하고, 75세 이상에서는 개인의 상황에 따라 관리를 고려할 필요가 있습니다.

유방암을 진단받은 PTEN 유전자로 양측 유방절제술을 시행 받지 않는 환자군은 매년 유방촬영술과 유방조영 MRI를 시행해야 합니다. 또한 예방적 유방절제술을 고려할 수 있습니다. (유방암 위험도 감소 효과, 복원 방법 및 수술 위험도, 가족력, 연령에 따른 유방암 위험도와 기대 여명을 고려할 필요가 있습니다.)

그 이외에도 *PTEN* 유전자의 병원성 변이 양성의 경우 자궁내막암, 갑상선암, 소화기의 과오종, 대장암, 신장암, 피부암 등에 대한 관리가 필요합니다.

참고문헌

- 2019 제8차 한국유방암 진료 권고안.
- NCCN Clinical practice guidelines for genetic/Familial High-risk assessment.

40 *BRCA1*과 *BRCA2* 중 어떤 유전자 돌연변이가 나올 경우 유방암에 더 잘 걸리나요?

국내 보고에 의하면 *BRCA1* 변이 여성의 경우 70세까지 유방암의 발생위험률은 72.1%(59.5~84.8%), 난소암의 발생위험률은 24.6%(0~50.3%)이며, *BRCA2* 변이의 경우에는 각각 66.3%(41.2~91.5%), 11.1%(0~31.6%)입니다. 서양의 보고에 의하면 *BRCA1* 유전자 변이가 있는 여성의 경우 평생 동안 유방암 발생위험률은 65%, 난소암 발생위험률은 45%이며, *BRCA2* 변이가 있는 경우 유방암과 난소암 발생 위험률은 각각 39%, 11%입니다. 국내외 결과 *BRCA1* 변이가 있을 경우 유방암이 더 잘 발생됩니다.

남성 유방암의 경우 전체 유방암에서 약 0.5~1%를 차지하며, 이 경우 *BRCA2* 변이가 남성 유방암과 밀접한 연관이 있다고 알려져 있습니다.

참고문헌

- 2019 제8차 한국유방암 진료 권고안.
- NCCN Clinical practice guidelines for genetic/Familial High-risk assessment.

41 유방암에 걸렸지만, BRCA 유전자 변이가 없으면 가족들은 검사를 하지 않아도 될까요?

BRCA 유전자 변이가 진음성(변이가 발견된 가계 내 구성원의 음성)인 경우, 유방암과 난소암의 위험은 일반인의 위험과 동일하지만, 유방암의 위험 인자와 관련된 개개인의 특성을 고려하여 검진을 시행해야 합니다. 또한 부정확 음성(발단자 즉 유방암이 있는 환자 본인의 검사에서 BRCA 음성 결과를 얻은 경우)의 가능성이 있으므로, 이러한 군에서의 진료 권고는 진음성의 경우와 같으나, 유전자 검사의 정확성의 한계를 설명하고 다른 원인에 의한 유방암 발생 또한 고려할 필요가 있습니다. 가족의 경우 유방암 위험은 증가하나 난소암 위험은 증가되지 않는 것으로 보고되므로 정기적 유방암 검진을 권고합니다.

참고문헌

- 2019 제8차 한국유방암 진료 권고안.

42 가족 검사에서 병원성 변이가 발견되었다면 그 다음 절차는 어떻게 되나요? 가족 검사에서 병원성 변이가 발견되었는데 암환자가 아니어도 예방적 유방, 난소난관절제술이 필요한가요?

BRCA1/2 유전자 변이 보인자에서의 위험 감소 수술의 목적은 유방/난소암의 발생과 사망 위험을 낮추기 위한 것입니다. 현재까지는 윤리적 이유로 무작위 대조시험은 시행되지 못하였습니다.

위험 감소 양측 유방절제술은 유전자 변이 보인자의 유방암 발생 위험을 낮추는데 가장 효과적인 방법입니다. 위험 감소 양측 유방절제술은 유방암 고위험군과 *BRCA* 변이 보인자에서의 유방암 발생 위험을 90~95% 낮추는 것으로 보고되었습니다. 그러나 위험 감소 유방절제술의 생존 이득에 대한 근거는 아직까지 불충분하며, 개개인의 암 발생 위험도와 암 발생 억제 효과의 정도에 근거하여 개별화한 상담이 필요합니다. 위험 감소 수술은 암이 발생하지 않는 정상 유방이나 난소를 절제하는 것이므로 시행 여부에 대해 당사자와 충분히 상의하여 결정해야 하며, 암 발생 예방의 정도, 유방 재건의 방법, 위험 감소 수술의 위험 등을 포함하여 상담이 필요합니다. 또한 수술 부작용으로 여성성 상실(26%), 성관계의 문제(23%), 일상의 스트레스(17%), 자신감 상실(17%) 등이 발생할 가능성에 대해 수술 전에 충분히 논의되어야 하며, 수술 전후로 정신심리학적 평가와 정서적 지지가 필요합니다.

참고문헌

- 유방학 제4판.
- 2019 제8차 한국유방암 진료 권고안.

난소암, 자궁암

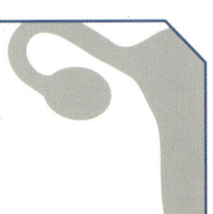

43 난소암이나 자궁암과 관련된 유전자들은 어떤 것들이 있나요?

대표적으로 *BRCA* 유전자가 있습니다. 난소암을 진단받은 환자의 12~14%에서 *BRCA1* 혹은 *BRCA2*에서 병원성 변이가 발견됩니다. *BRCA1* 유전자에 병원성 변이가 있을 경우 난소암의 위험은 44~59%, *BRCA2* 유전자에 병원성 변이가 있을 경우 난소암의 위험은 11~37%입니다. 이외에 *MLH1, MSH2, MSH6, PMS2, EPCAM, BRIP1, RAD51D, RAD51C* 유전자 변이가 난소암의 위험을 증가시키는 것으로 알려져 있습니다.

자궁내막암과 관련된 대표적인 유전자로는 *MLH1, MSH2, MSH6, PMS2, EPCAM*가 있습니다.

참고문헌

- Lheureux S, Gourley C, Vergote I, Oza AM. Epithelial ovarian cancer. Lancet. 2019 Mar 23;393(10177):1240-1253. doi: 10.1016/S0140-6736(18) 32552-2. PMID: 30910306 Review.
- Lim MC, Kang S, Seo SS, Kong SY, Lee BY, Lee SK, Park SY. BRCA1 and BRCA2 germline mutations in Korean ovarian cancer patients. J Cancer Res Clin Oncol. 2009 Nov;135(11):1593-9. doi: 10.1007/s00432-009-0607-3. Epub 2009 Jun 5. PMID: 19499246.

44 *BRCA* 유전자 검사에서 병원성 변이가 양성으로 나오면 정기적으로 산부인과와 유방암외과 진료를 받아야 한다고 하는데 같은 병원에서 진료를 받아야 하나요?

반드시 같은 병원에서 진료를 받아야 하는 것은 아닙니다. 다만 수술을 할 때 같이 진행하는 경우가 있고 이미 유방암이나 난소암이 진단되었을 경우 치료 과정에서 검사 주기를 같이 조절할 수 있기 때문에 편리할 수는 있습니다.

45 *BRCA* 유전자 검사에서 병원성 변이 양성이 나왔습니다. 주치의 선생님께서 예방적으로 난소난관절제술을 해야 한다고 하시는데 반드시 수술해야 하는 건가요?

다른 암과 달리 난소암은 정기검진 방법이나 주기가 정해져 있지 않습니다. 난소암은 진행이 빠르고 증상도 없어서 조기 발견이 어렵기 때문입니다. 주기적으로 검사를 하더라도 수개월 후 난소암 3기가 진단되는 경우가 있습니다. 일반적으로 난소암 검진은 혈액 검사와 초음파 검사로 진행되는데 난소암이 있어도 혈액 검사가 정상인 경우가 있고 초음파에서 이상 소견이 보일 정도면 이미 진행해 있는 상태일 수 있습니다. 난소암의 검진법은 없습니다. 따라서 출산계획이 종료된 경우에는 예방적(위험감소) 난소난관절제술을 고려할 수 있습니다. 통상 *BRCA1* 변이 보유자인 경우 35세, *BRCA2* 변이 보유자인 경우 40세 이후에서 예방적 (위험감소) 난소난관절제술을 고려합니다.

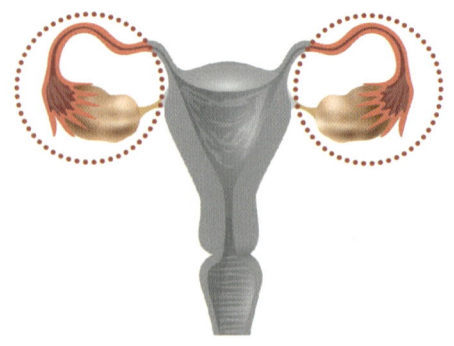

〈양쪽 난소난관절제술〉

참고문헌

- Lee EG, Kang HJ, Lim MC, Park B, Park SJ, Jung SY, Lee S, Kang HS, Park SY, Park B, Joo J, Han JH, Kong SY, Lee ES. Different Patterns of Risk Reducing Decisions in Affected or Unaffected BRCA Pathogenic Variant Carriers. Cancer Res Treat. 2019 Jan;51(1):280-288. doi: 10.4143/crt.2018.079. Epub 2018 May 4. PMID: 29747489 Free PMC article.
- Kim SI, Lim MC, Lee DO, Kong SY, Seo SS, Kang S, Lee ES, Park SY. Uptake of risk-reducing salpingo-oophorectomy among female BRCA mutation carriers: experience at the National Cancer Center of Korea. J Cancer Res Clin Oncol. 2016 Jan;142(1):333-40. doi: 10.1007/s00432-015-2051-x. Epub 2015 Oct 5. PMID: 26438354

46 *BRCA* 유전자 검사에서 병원성 변이 양성이 나왔습니다. 예방적으로 난소난관절제술을 하면 몸에 어떤 변화가 생기나요?

난소는 호르몬을 분비하는 기관으로 수술로 제거한 후에는 호르몬 결핍으로 인한 증상이 나타나게 됩니다. 쉽게 말해서 폐경이 유도되는 것입니다. 수술 전 이미 폐경 상태였다면 특별히 달라지는 증상은 없지만 생리를 하고 있던 여성이 난소난관절제술을 하면 급격한 여성호르몬 분비 저하에 의해 폐경 증상이 심하게 나타날 수 있습니다.

급성 증상으로 안면홍조, 발한, 수면장애, 관절통증 등이 나타나고 수개월 후에는 생식기 점막 건조에 의한 가려움, 따가움, 빈뇨, 방광염 등이 나타나며 장기적으로는 심혈관질환, 골다공증의 위험이 증가하게 됩니다.

이러한 증상이 심한 경우 해당 증상을 위해 호르몬 치료가 시행됩니다. 다만, 호르몬 치료는 *BRCA* 병원성 변이가 있으며, 유방암을 진단받지 않은 경우에만 가능하고, 유방암을 진단받은 경우에 호르몬 치료는 금기입니다.

여성호르몬 분비가 없어지면 혈압, 혈당, 콜레스테롤 수치도 오를 수 있어 만성질환에 대한 검진을 잘 받아야 합니다. 이러한 변화가 있음에도 난소난관절제술을 권유하는 이유는 난소암은 검진을 통한 조기 발견이 어렵고 일단 발병하면 치료과정이 힘들고 대개 3기에 발견되어 생존율이 낮기 때문입니다.

참고문헌

- Jeffers L, Reid J, Fitzsimons D, Morrison PJ, Dempster M. Interventions to improve psychosocial well-being in female BRCA-mutation carriers following risk-reducing surgery. Cochrane Database Syst Rev. 2019 Oct 9:10(10): CD012894. doi: 10.1002/14651858.CD012894.pub2. Online ahead of print. PMID: 31595976.

- Chan JL, Senapati S, Johnson LNC, DiGiovanni L, Voong C, Butts SF, Domchek SM. Risk factors for sexual dysfunction in BRCA mutation carriers after risk-reducing salpingo-oophorectomy. Menopause. 2019 Feb;26(2): 132-139. doi: 10.1097/GME. 0000000000001176. PMID: 30020253.

47 난소암과 관련된 유전자에서 병원성 변이가 양성으로 나왔지만 꾸준히 건강검진을 받고 있습니다. 굳이 산부인과 진료를 정기적으로 받아야 하나요?

일반적으로 건강검진은 자궁경부암 검진에 초점을 맞추고 있습니다. 추가적으로 개인이 원하는 경우 자궁체부암이나 난소암에 대한 검진이 시행되지만 항상 포함이 되진 않으므로 확인해 보아야 합니다.

난소암 검진은 일반적으로 혈액 검사와 초음파 검사로 시행되는데 난소암은 갑자기 진행하는 경우가 많아 검진을 받더라도 몇 달 후 진단되는 경우가 있으므로 주의해야 합니다. 이런 이유로 임신 계획이 없는 경우 예방적 난소난관절제술을 권유하며 임신 계획이 있어 수술이 힘든 경우는 주치의와 적당한 검진 주기를 조절해야 합니다. 난소암 검진은 일반적으로 항상 시행하는 것이 아니기 때문에 주치의에게 반드시 *BRCA* 병원성 변이 양성 결과를 알리고 상담을 받아야 합니다.

48 저는 임신 중입니다. *BRCA* 유전자 병원성 변이가 양성이라면 산전검사로 *BRCA* 검사를 할 수 있나요?

태아의 세포를 채취하여 유전자 검사를 통해 *BRCA* 변이 여부를 검사할 수 있는 기술은 있습니다. 하지만, 검사 과정에서 태아가 손상을 받을 위험성이 있고 *BRCA* 병원성 변이가 있더라도 생명에 지장을 주는 기형을 유발하는 문제는 아니기 때문에 현재까지는 우리나라에서 *BRCA* 검사를 태아에 적용하는 것은 허가되어 있지 않습니다.

대장암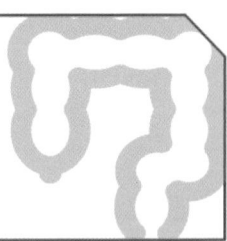

49 유전성 대장암에는 어떤 것이 있나요?

전체 대장암 중 5~15%는 유전성 소인에 의해서 발생합니다. 유전적 요인에 의해 발생하는 대장암은 다른 요인에 의한 대장암과는 달리, 원인이 되는 유전자가 정확히 밝혀진 경우입니다. 상대적으로 어린 시기에 대장암이 발생하고, 대장 외 장기에도 이상소견을 나타내는 경우가 많습니다.

대장암의 유전성 성향을 나타내는 대표적인 질환으로 유전성 용종 증후군과 유전성 비용종증 대장암(린치 증후군)이 있습니다. 유전성 용종 증후군은 대장에서 용종이 다발성으로 생기는 질환들을 총칭하는 것으로 가족성 선종성 용종증, 연소성 용종증, 포이츠-제거스(Peutz-Jeghers) 증후군이 있습니다.

가족성 선종성 용종증은 수백, 수천 개의 선종이 존재하기 때문에 치료하지 않으면 100% 대장암으로 진행하는 것으로 알려져 있습니다. 한편 포이츠-제거스 증후군과 연소성 용종증 등 과오종성 용종증은 암의 전구 병변은 아니지만 정상인보다 대장암이 발생할 위험이 훨씬 높아서 유전성 대장암의 한 범주로 취급하고 있습니다.

〈유전성 대장암 질환의 특성〉

	유전성비용종증 대장암	가족성선종성 용종증	포이츠-제거스 증후군	연소성 용종증
원인 유전자	hMLH1/hMSH2/ hPMS1/hPMS2/ hMSH6/hMLH3	APC	STK11	DPC4/ BMPR1A
용종의 빈도	20~40%	100%	〉90%	〉90%
용종의 수	1~10	〉1000	10~100	50~200
암발생 위험도	80%	100%	50%	10~20%
암발생 연령	40대	25세부터 증가	30대	30대

참고문헌

- 김정룡. 소화기계 질환. 일조각. 제4판. 2016. p465-467, 473-474.

50 대장암으로 진단받은 경우 모든 환자가 유전성 암에 대한 검진을 받아야 하나요? 검진 검사는 무엇을 의미하나요?

우선, 대장암 환자 중에서 (1) 대장암이 발병한 나이와 (2) 가족력을 종합할 때 린치 증후군(Lynch syndrome; 유전성 비용종증 대장암 증후군, hereditary non-polyposis colorectal cancer syndrome, HNPCC)을 보유하고 있을 가능성이 높은 경우 반드시 린치 증후군을 선별하기 위한 검사를 받아야 합니다. 최근에는 (1) 대장암이 발병한 나이와 (2) 가족력을 바탕으로 린치 증후군을 보유하고 있을 가능성이 높은 경우에 검사를 시행하는 것에서 더 나아가 대장암으로 진단된 모든 환자에서 검사를 시행하는 것이 좋겠다는 의견이 많으며, 이를 반영하여 대장암으로 진단된 모든 환자에서 위에서 언급한 검사를 시행하는 방향으로 점차 변하고 있습니다. 따라서, 대장암으로 진단된 모든 환자에서 린치 증후군을 선별하기 위한 검사의 필요성에 대해서 담당 의사와 상의하는 것이 좋습니다.

린치 증후군을 선별하기 위한 검사의 종류로는 (1) 복제실수 교정(mismatch repair, MMR) 유전자의 결손을 면역조직화학염색(immunohistochemistry, IHC)으로 확인하는 방법, 또는 (2) 현미부수체 불안정성(microsatellite instability, MSI)을 중합효소 연쇄 반응(polymerase chain reaction, PCR)으로 확인하는 방법의 2가지가 있으며, 이 중에서 어느 방법을 사용해도 좋습니다.

⟨린치 증후군 보유 가능성이 높은 경우⟩

- 다음 중 1개 이상에 해당하는 경우(개정된 베데스다 가이드라인)

    ① 대장암 진단 당시 50세 미만인 경우
    ② 대장암 진단 당시 60세 미만이면서 병리학적으로 현미부수체 불안정성을 시사하는 대장암이 진단된 경우
    ③ 동시에, 또는 여러 번에 걸쳐서 2개 이상의 대장암 또는 린치 증후군 연관암(대장암, 자궁내막암, 위암, 난소암, 췌장암, 요관암, 담도암, 뇌종양, 소장암, 땀샘암, 각화극세포종)을 진단받은 경우(예: 직장암과 S 결장암을 동시에 진단받은 경우, 대장암으로 진단되고 5년 후 위암이 진단된 경우 등)
    ④ 본인의 형제, 자매, 또는 자녀 중 1인 이상이 50세 미만의 나이에 대장암 또는 린치 증후군 연관 암을 진단받은 경우
    ⑤ 본인의 형제, 자매, 또는 자녀 중 2인 이상이 대장암 또는 린치 증후군 연관 암을 진단받은 경우

- 또는 다음 모두에 해당하는 경우(암스테르담 기준 II)

    ① 가족 중 3명 이상이 대장암 또는 린치 증후군 연관 암으로 진단
    ② 이 중 1명 이상이 다른 2명의 형제, 자매, 또는 자녀 관계
    ③ 2세대 이상에 걸쳐서 발병
    ④ 이 중 1명 이상이 50세 이전에 진단
    ⑤ 가족성 용종 증후군의 배제

다음으로 10개 이상의 선종성 용종(adenomatous polyp), 또는 2개 이상의 과오종성 용종(hamartomatous polyp), 구불결장 근위부에 위치한 5개 이상의 톱니모양 용종(serrated polyp)이 내시경에서 발견된 경우에는 용종증 증후군(polyposis syndrome)이 있을 가능성이 높으므로 이 경우 각각의 용종증 증후군을 선별하기 위한 검사를 받아야 합니다.

정리하면, 대장암으로 진단된 거의 모든 환자에서 린치 증후군에 대한 선별 검사가 일반적으로 추천되며, 용종증 증후군을 보유하고 있을 가능성이 높은 내시경적 소견이 확인된 경우(10개 이상의 대장 선종(adenomatous polyp), 또는 2개 이상의 과오종성 용종(hamartomatous polyp), 또는 구불결장 근위부에 위치한 5개 이상의 톱니모양 용종(serrated polyp)) 용종증 증후군에 대한 선별 검사가 필요합니다.

참고문헌

- 김정룡. 소화기계 질환 제4판. 일조각. 2016. p465-467, 473-474.

51 유전성 대장암이 의심됩니다. 이를 확진하기 위해 반드시 유전자 검사가 필요한가요?

유전성 암에서는 가족들의 유전자 분석을 통해 암 관련 유전자의 이상 여부를 확인할 수 있습니다. 가족 중 아직 암이 발생하지 않은 소아나 청소년의 발생 위험도를 미리 알 수 있어, 정기검진에서 예방적 수술까지 사전 대처가 가능합니다.

하지만 유전자 검사법이 아직은 완벽하지 않아, 검사 결과가 정상일지라도 유전성 대장암 가족력이 의심된다면 일반인보다 자주 정기검진이 필요합니다.

참고문헌

- 김정룡. 소화기계 질환 제4판. 일조각. 2016. p473-474.
- 대장암센터. 대장암 100문100답 개정판. 국립암센터. p28.

52 대장암 환자인데 유전자 검사에서 병원성 변이가 없다고 합니다. 그러면 가족들은 예방적으로 수술을 할 필요가 없나요? 대장암이 발생할 확률이 적은 건가요?

유전자 검사법이 아직은 완벽하지 않으므로, 검사 결과가 정상일지라도, 유전성 대장암 가족력이 있다면 일반인보다는 자주 정기검진이 필요합니다.

부모나 형제 중에 대장암 환자가 한 명 있으면 일반인보다 2~2.5배, 두 명 이상이라면 4~4.5배, 그리고 45세 이전에 대장암이 발생한 환자가 있으면 3.5배가량으로 위험성이 증가한다고 알려져 있습니다. 이러한 경우에 대장암 조기검진 검사를 비교적 일찍 즉 35~40세부터 시작하는 것이 좋습니다.

참고문헌

- 김정룡. 소화기계 질환 제4판. 일조각. 2016. p473-474.
- 대장암센터. 대장암 100문100답 개정판. 국립암센터. p28.

53 가족성 대장암과 유전성 대장암이 다른 것인가요?

가족성 암이란 가족 내에서 한 종류의 암이 집단적으로 발생하는 경우를 말하고, 유전성 암은 원인이 되는 유전자(가족성 용종증의 경우는 *APC* 유전자)가 정확하게 밝혀진 암을 말합니다.

가족성 암은 원인 유전자를 확실하게 알지는 못하나 같은 환경에 노출된 가족 구성원들에게 같은 종류의 암이 발생했을 때 그 환경적 요인에 의한 암까지를 포함하는 개념으로 유전성 암의 개념보다 훨씬 포괄적인 의미를 가지고 있습니다.

참고문헌

- 김정룡. 소화기계 질환 제4판. 일조각. 2016. p473-474.

54 린치 증후군으로 진단받는 경우 암에 걸릴 확률이 어느 정도 되나요? 어떤 암이 잘 생기나요?

린치 증후군은 유전성 비용종 대장암이라고도 불리며, 상염색체 우성 질환으로 대장암을 비롯한 다양한 장기에 암을 발생시킵니다.

가족 중에 대장암 환자가 3명 이상이며, 2대에 걸쳐 발병하고, 1명 이상 50세 이전에 발병한 경우에 린치 증후군으로 정의할 수 있습니다.

린치 증후군 보유자의 경우 평생 동안 대장암이 발생할 가능성이 30~73% 정도입니다. 대장암 외에도 자궁내막암(30~51%), 난소암(4~15%), 위암(18% 이내), 소장암(3~5%), 요관암(2~20%), 췌장암(4%), 기타 뇌종양 및 땀샘암이 잘 생기는 것으로 알려져 있습니다.

참고문헌

- 김정룡. 소화기계 질환 제4판. 일조각. 2016. p473-474.
- Harrison's principles of internal medicine, 20th edition. Mc Graw Hill education, 2018. p573.

55 린치 증후군으로 진단받는 경우 암을 예방하기 위해서 어떻게 해야 하나요?(검진과 생활습관에서 각각)

린치 증후군으로 진단받은 보인자의 경우에는 일반적으로 20~25세부터 1~2년 간격으로 대장내시경을 이용한 대장암 스크리닝을 진행하거나, 가족 내의 대장암 환자 진단 나이 중 가장 어린 나이를 기준으로 이보다 2~5년 앞서 대장암 검진을 시작할 것이 권고됩니다. 만약 복제실수교정 유전자 중 *MSH6* 혹은 *PMS2*에 돌연변이가 있는 경우에는 각각 30세, 35세부터의 대장내시경을 이용한 1~2년 간격의 대장암 검진을 고려해 볼 수 있습니다.

린치 증후군의 중요한 임상적 특징은 대장암 외의 다양한 암이 발생할 수 있다는 것입니다. 일반적으로 린치 증후군으로 진단된 경우에는 유전 변이 종류에 따라 대장암 확률이 22~74%, 자궁내막암이 15~71%, 난소암이 4~20%, 위암이 0.2~13%, 요로상피암이 0.2~25%까지 나타날 수 있는 것으로 되어 있습니다. 따라서 대장암 외의 암에 대한 검진을 위하여 30~35세부터 1~3년 간격으로 위내시경을 받도록 권고되며 여성의 경우 30~35세부터 매년 산부인과 진찰과 초음파, CA125, 자궁내막 조직 검사를 하도록 권고되나 이외 다른 암에 대한 검진 지침은 아직 명확하지 않습니다.

최근 연구에서 린치 증후군 보유자에서 아스피린을 복용할 경우 암 발생 위험을 60% 감소시키는 반면 뚜렷한 부작용은 없는 것으로 보고되었습니다. 따라서 린치 증후군 보유자의 경우 아스피린을 매일 복용하는 것이 추천됩니다. 하지만, 아스피린을 어떤 용량으로 얼마나 오랫동안 복용해야 하는지는 아직까지 불분명하므로 복용을 시작하기 전에 반드시 전문의와 상의해야 합니다.

또한, 린치 증후군 보유자에서 흡연과 비만은 선종과 암이 발생할 가능성을 추가적으로 증가시키는 것으로 알려져 있으므로 절대적인 금연과 함께 체중을 정상 범위 이내로 유지하는 것이 추천됩니다.

〈린치 증후군 암 검진 권고안들〉

구분	권고 내용
대장암	대장내시경 20~25세부터 1~2년마다 권고(모든 권고안) 대장암 혹은 내시경적 절제가 불가능한 대장 종양이 있는 경우 전대장절제술 및 회장항문문합술 고려 권고 (ACG, USMSTF, Mallorca group, NCCN)
자궁내막암	산부인과 진찰, 질초음파, CA125, 자궁내막조직 검사를 30~35세부터 매년(ACG, USMSTF, ESMO) 또는 35~40세부터(Mallorca group) 권고
난소암	자궁내막암과 동일하게 권고
위/십이지장암	위암의 발생률이 높은 인구집단의 경우에는 위내시경 검사 30~35세부터 1~3년마다(ACG, USMSTF, ESMO, Mallorca group) 린치 증후군 보유자에서는 헬리코박터 제균 치료 권고 (ACG, ESMO)
기타 암	비뇨기암, 췌장암, 전립선암, 유방암, 피부암에 관해서는 현재 표준 권고안이 없음.

참고 : ACG : 미국소화기학회, ESMO : 유럽종양내과학회, NCCN : 미국종합암네트워크, USMSTF : 미국실무위원회, Mallorca group : 유럽유전성 암연구회

참고문헌

- Giardiello FM, et al.. Guidelines on genetic evaluation and management of Lynch syndrome: a consensus statement by the US multi-society task force on colorectal cancer. Am J Gastroenterol. 2014 Aug; 109(8): 1159-79.
- Frank A. Sinicrope, M.D.. Lynch Syndrome-Associated Colorectal Cancer. N Engl J Med, 2018:379:764-73.

- Jin Yong Kim, et al.. Genetic Counseling and Surveillance Focused on Lynch Syndrome. J Anus Rectum Colon. 2019; 3(2): 60-68.
- Burn J, et al.. Long-term effect of aspirin on cancer risk in carriers of hereditary colorectal cancer: an analysis from the CAPP2 randomised controlled trial. Lancet. 2011;378(9809):2081-7.
- Yurgelun MB, et al.. Recent Advances in Lynch Syndrome: Diagnosis, Treatment, and Cancer Prevention. Am Soc Clin Oncol Educ Book. 2018;38:101-9.

56 린치 증후군으로 진단받는 경우, 혈연관계의 가족 중 어느 범위까지 유전자 검사를 받아야 하나요?

린치 증후군으로 진단된 경우에는 1차 혈연관계 가족(부모, 형제자매, 자녀)부터 복제실수교정 유전자(mismatch-repair gene; *MLH1*, *MSH2*, *MSH6*, or *PMS2*) 변이 검사의 수행이 권고됩니다.

복제실수교정 유전자의 생식세포 돌연변이가 발견된 가족 구성원에 대해서는 일반적으로 20~25세부터 1~2년 간격으로 대장내시경을 이용한 대장암 검진을 진행하거나 가족 내의 대장암 환자 진단 나이 중 가장 어린 나이를 기준으로 이보다 2~5년 앞서 대장암 검진을 시작할 것이 권고됩니다. 만약 복제실수교정 유전자 중 *MSH6* 혹은 *PMS2*에 돌연변이가 있는 경우에는 각각 30세, 35세부터 1~2년 간격으로 대장내시경을 이용한 대장암 검진을 받도록 고려해 볼 수 있습니다.

참고문헌

- Frank A. Sinicrope, M.D., Lynch Syndrome-Associated Colorectal Cancer. N Engl J Med, 2018:379:764-73.

57 린치 증후군으로 인한 대장암에 걸릴 경우, 그렇지 않은 대장암에 비해 재발 확률을 비롯한 예후가 다른가요? 수술이나 항암치료를 비롯한 치료 방법이 다른가요?

린치 증후군으로 인한 대장암의 경우 수술 후 상당히 높은 이시성(metachronous) 대장암 발생률(후향 코호트 연구에서 10년에 16%, 20년에 41%, 30년에 62%)을 보입니다. 그리고 린치 증후군으로 인한 대장암의 경우 아전결장절제술을 시행한 경우가 산발성(sporadic) 대장암과 같이 대장의 부분절제를 시행한 경우보다 이시성 대장암의 발생이 의미 있게 적다고 보고되어 아전결장절제술이 권고됩니다. 하지만, 아전결장절제술의 경우도 직장이 보존되는 술식이므로 직장암의 발생 위험도가 10~15% 정도로 보고되고 있어 수술 후 6~12개월 간격의 주기적인 직장경 검사가 권고됩니다. 린치 증후군에서 직장암이 발생한 경우에는 전 직장 절제를 포함한 전대장절제술 및 회장항문문합술 시행을 고려해야 합니다.

린치 증후군으로 인한 대장암의 경우 산발성(sporadic) 대장암보다 원격 전이성 대장암으로 발견되는 비율이 적고, 원격 전이가 없는 경우에는 산발성 대장암 동일 병기 환자에 비해 예후가 상대적으로 양호한 것으로 알려져 있습니다. 또한, 수술 후 보조항암치료의 원칙은 산발성 대장암과 다르지 않습니다.

추가적으로, 린치 증후군 환자에서 대장암 수술적 치료 시에 여성의 경우 자궁내막암과 난소암의 위험이 높으므로 가임기가 아니거나 임신 계획이 없다면 대장암 수술 시 예방적으로 자궁적출술 및 양측 난소난관절제술을 함께 시행하는 것을 고려할 수 있습니다.

참고문헌

- Frank A. Sinicrope, et al.. Lynch Syndrome-Associated Colorectal Cancer., N Engl J Med 2018;379:764-73.
- Parry S, et al.. Metachronous colorectal cancer risk for mismatch repair gene mutation carriers: the advantage of more extensive colon surgery. Gut 2011; 60:950-7.
- Heneghan HM, et al.. Segmental vs extended colectomy in the management of hereditary nonpolyposis colorectal cancer: a systematic review and meta-analysis. Colorectal Dis. 2015;17: 382-9.
- Baucom RB. et al.. Endoscopic and surgical management of hereditary nonpolyposis colorectal cancer. Clin Colon Rectal Surg. 2012;25:90-96.
- Popat S. et al.. A systematic review and meta-analysis of the relationship between chromosome 18q genotype, DCC status and colorectal cancer prognosis. Eur J Cancer. 2005; 41: 2060-70.
- Zaanan A. et al.. Role of deficient DNA mismatch repair status in patients with stage III colon cancer treated with FOLFOX adjuvant chemotherapy: a pooled analysis from 2 randomized clinical trials. JAMA Oncol. 2018; 4: 379-83.
- Schmeler KM, et al.. Prophylactic surgery to reduce the risk of gynecologic cancers in the Lynch syndrome. N Engl J Med, 2006;354:261-269.

58 가족성 용종 증후군으로 진단받는 경우 암에 걸릴 확률이 어느 정도 되나요?

가족성 용종 증후군은 위장관에 걸쳐 다발성의 용종을 발생시키는 질환으로 이중 가족성 선종성 용종증으로 진단받는 경우 대장암의 발생은 100%로 생각되고 있습니다. 다만 100개 미만의 선종을 발생시키는 것으로 정의되는 약화된 가족성 선종성 용종증 (AFAP; attenuated familial adenomatosis polyposis)은 70%에서 대장암이 발생하는 것으로 알려져 있습니다. 또한 선종성 용종증의 경우 대장암 이외에도 십이지장암이나 췌장암, 위암의 발생이 일반적인 경우보다 많다고 알려져 있습니다. *MUTYH* 연관 용종증 역시 다발성 선종성 용종을 발생시키며 19~43%에서 대장암이 발생하고 십이지장이나 위에도 암종 발생이 증가한다고 알려져 있습니다.

따라서 가족성 용종 증후군으로 진단된 환자의 경우 위내시경 및 대장내시경의 조기검진이 권고되며 가족성 선종성 용종증 환자의 경우 10~12세부터 1~2년 간격의 대장내시경 및 25~30세경부터 1~3년 간격의 위내시경 검사를 받는 것이 권고됩니다.

가족성 선종성 용종증 환자의 경우 예방적 대장전절제술이 시행되어 대장암 발생을 원천 차단한 경우에도 십이지장암 등으로 사망할 수 있어 이에 대한 주의가 필요합니다.

〈가족성 용종 증후군의 종류에 따른 암 위험도〉

증후군	유전자 (알려진 생식세포 돌연변이)	대장암 위험도	다른 소화기계 암 위험도	장외질환 및 종양
선종성 용종 증후군 • 가족성 선종성 용종 증후군	APC (70~90%)	가족성 선종성 용종증 100% 약화된 가족성 선종성 용종증 70%	십이지장/팽대부 4~12% 위 <1% 췌장 <1.7%	골종, 피지낭/ 유피낭종, 섬유종, 지방종(가드너 증후군 변형), 간모세포종, 데스모이드종양, 중추신경계 암 (<1%), 갑상선암(1~12%)
MUTYH 연관 용종증	MUTYH (16~40%)	19~43%	위 1% 십이지장 4%	드물게 난소암, 방광암, 유방암, 자궁내막암

참고문헌

- Syngal S, et al.. ACG clinical guideline: genetic testing and management of hereditary gastrointestinal cancer syndromes. Am J Gastroenterol. 2015:110(2):223-62.
- Trilokesh D. Kidambi. Hereditary Polyposis Syndromes. Curr Treat Options Gastro 2019;17:650–665.

59 가족성 용종 증후군으로 진단받는 경우, 혈연관계의 가족 중 어느 범위까지 유전자 검사를 받아야 하나요?

가족성 용종 증후군의 경우 *APC* 유전자 혹은 *MUTYH* 유전자의 생식세포 돌연변이가 주요 원인으로 생각됩니다. 가족성 선종성 용종증은 *APC* 유전자의 변이로 발생하며 약 20%는 유전이 아닌 새로이 발생합니다. 또한 상당 부분의 환자에서는 임상적으로 대장에 다발성 선종을 일으키는 가족성 용종 증후군이 진단되더라도 특이 유전 변이가 확인되지 않습니다. 가족성 용종 증후군으로 진단되어 특이 유전 이상이 확인된 경우에는 우선적으로 1차 혈연관계 가족(부모, 형제자매, 자녀)에 해당 유전 변이 검사 수행이 권고되며 검사 결과상 보인자의 경우에는 대장암 및 대장암 이외의 소화기암에 대한 정기 검사가 권고됩니다. 선종성 용종 증후군은 10~15세경 대장내시경 검진을 1~2년 간격으로, 위내시경 검진을 1~3년 간격으로 권유합니다. 약화된 선종성 용종 증후군이나 *MUTYH* 연관 용종증의 경우에는 이보다 늦은 나이부터 검사를 시작하나 검사 주기는 동일하게 권고됩니다. 가족력을 통하여 유소년기에 진단된 경우라면 정기적으로 추적 관찰하다가 가족력을 참조하여 가족 내에서 발생한 대장암 환자 중 최연소자보다 어린 나이에 수술을 시행하는 것이 대장암 예방을 위해 바람직합니다.

〈가족성 용종 증후군에서의 위장관암 검진 권고안〉

증후군	검진시작나이(세)	검진간격(년)
가족성 용종 증후군		
• 가족성 선종성 용종 증후군		
• 위내시경	25~30	1~3
• 대장내시경	ACG 10~15	1~2
	ESGE 12~14	

증후군	검진시작나이(세)	검진간격(년)
• 약화된 선종성 용종 증후군		
• 위내시경	25~30	1~3
• 대장내시경	ACG 18~20	1~2
	ESGE 12~14	
• MUTYH 연관 용종증		
• 위내시경	30~35	1~3
• 대장내시경	ACG 25~30	1~2
	ESGE 18	

참고 : ACG: 미국소화기학회, ESGE: 유럽소화기학회

참고문헌

- Syngal S, et al.. ACG clinical guideline: genetic testing and management of hereditary gastrointestinal cancer syndromes. Am J Gastroenterol. 2015;110(2):223-62.
- Trilokesh D. Kidambi, Hereditary Polyposis Syndromes. Curr Treat Options Gastro 2019;17:650-665.

60 가족성 용종 증후군으로 인한 대장암에 걸릴 경우, 그렇지 않은 대장암에 비해 재발 확률을 비롯한 예후가 다른가요? 수술이나 항암치료를 비롯한 치료 방법이 다른가요?

가족성 선종성 용종증의 경우는 대장암 발생이 100%이기 때문에 가족성 선종성 용종증으로 진단되면 대장에 대한 예방적 절제술을 적절한 시기에 고려하여 예방하는 것이 가장 바람직합니다. 수술 방법은 전체 대장 및 직장의 점막을 모두 제거하는 전대장직장절제 및 직장점막절제술을 시행하고 회장낭항문문

합술을 시행하는 것이 표준치료로 되어 있습니다. 뒤늦게 대장암이 있는 상태로 가족성 선종성 용종증이 발견된 경우에도 전대장직장절제 및 직장점막절제술을 시행하여 이시성 대장암의 발생을 예방하도록 권고됩니다. 수술 후 보조항암치료의 원칙은 일반적인 산발성 대장암과 다르지 않습니다.

십이지장암에 의한 사망이 상대적으로 많이 보고되기 때문에 이에 대한 정기 추적을 주의 깊게 해야 하며 십이지장 선종의 경우는 크기가 작고 암 발생 전에는 내시경적 절제술을 고려할 수 있으나 내시경적 절제가 불가능하거나 이형성증 혹은 암세포가 발견되는 경우, 크기의 진행이 매우 빠른 경우는 수술적 절제를 고려해야 합니다.

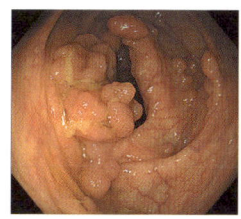 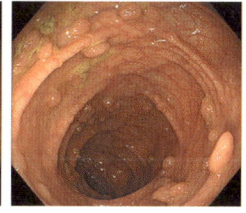 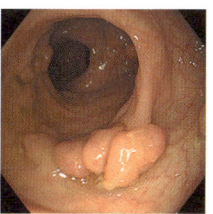

〈가족성 용종 증후군 환자의 대장내시경 사진〉

참고문헌

- Syngal S, et al.. ACG clinical guideline: genetic testing and management of hereditary gastrointestinal cancer syndromes. Am J Gastroenterol. 2015;110(2):223–62.
- Trilokesh D. Kidambi, Hereditary Polyposis Syndromes. Curr Treat Options Gastro 2019;17:650–665.
- Roshani Patel, et al.. Practical management of polyposis syndromes. Frontline Gastroenterology 2019;10:379–387.

61 유전성 대장암이라고 진단 받았습니다. 저의 아이들은 어떻게, 언제부터 검사를 받아야 하나요?

린치 증후군(Lynch syndrome)이나 가족성 선종성 용종증(FAP)을 비롯한 유전성 대장암 증후군이 있는 경우, 일반적으로 대장암 이외에도 다양한 종류의 종양이 발병할 확률이 높기 때문에 대장암을 포함한 다양한 종양을 미리 진단하기 위한 목적으로 주기적인 선별 검사가 필요합니다. 각종 선별 검사 중 어떤 검사를, 언제부터, 어떤 간격으로 시행할지를 결정하기 위해서는 특정 환자가 어떤 종류의 유전성 대장암 증후군이 있는지를 명백히 확인하는 것이 가장 중요합니다.

따라서 유전성 대장암 증후군이 임상적으로 의심되는 경우, 반드시 각 질환을 유발하는 유전자(린치 증후군의 경우 *MLH1* 등을 비롯한 복제실수교정 유전자, FAP의 경우 *APC* 유전자)에 대한 검사를 해당 환자에서 시행해서 특정 유전자의 이상을 확진하는 것이 중요합니다. 특히 같은 유전성 대장암 증후군 환자라고 할지라도 유전자 이상의 종류에 따라서 임상 양상이 크게 다를 수 있기 때문에 유전자 이상의 종류를 아는 것이 향후 선별 검사의 필요성이나 방법을 결정하는 데 있어서 중요할 수 있습니다.

또한 유전자 검사를 통해 해당 환자에서 특정한 유전성 대장암 증후군이 확진되는 경우(참고로, 해당 환자는 의학 유전학에서 발단자(proband)라고 불림), 해당 환자의 가족 구성원들 각각에게서 같은 유전자에 대한 검사를 시행함으로써 해당 유전성 대장암 증후군의 존재 여부를 확인하는 것이 추천됩니다. 특정 유전성 대장암 증후군이 있는 경우 대장암을 포함한 다양한 종양에 대한 주기적인 선별 검사를 시행해야 합니다. 가족 구성원 중 누가 특정 유전성 대장암 증후군을 가지고 있는지 확실히 알 수 있다면, 선별 검사가 필요한 가족 구성원의 범위를 해당되는 유전성 대장암 증후군을 가지고 있는 구성원들을 대상으로 좁힐 수 있기 때문에 불필요한 선별 검사 및 치료를 피할 수 있고 보다 정밀한 검사가 가능해지기 때문입니다.

각 유전성 대장암 증후군에서 시행해야 하는 선별 검사의 종류, 시작 시기, 빈도는 각 유전성 대장암 증후군 항목을 참조하십시오.

참고문헌

- Balmana J, Balaguer F, Cervantes A, Arnold D, Esmo Guidelines Working Group. Familial risk-colorectal cancer: ESMO Clinical Practice Guidelines. Ann Oncol. 2013; 24 Suppl 6:vi73-80.
- Stjepanovic N, Moreira L, Carneiro F, Balaguer F, Cervantes A, Balmana J, et al.. Hereditary gastrointestinal cancers: ESMO Clinical Practice Guidelines for diagnosis, treatment and follow-updagger. Ann Oncol. 2019;30(10):1558-71.

62 가족성 선종성 용종증으로 진단받았습니다. 저는 대장암 이외에 다른 암도 검사해 보아야 하나요?

가족성 선종성 용종증(FAP)은 종양 억제 유전자인 APC (adenomatous polyposis coli) 유전자에 돌연변이가 발생해서 종양 억제 기능이 손상된 결과 다양한 종류의 종양이 발병하는 질환입니다. 대장암의 경우 APC 유전자가 초기 종양 억제 과정에서 매우 중요한 역할을 하므로 FAP 환자에서는 대장암의 발병 위험도가 극적으로 증가합니다. 하지만, 대장암 이외에 다른 많은 종양에서도 APC 유전자가 종양 억제 과정에서 중요한 역할을 하므로, 이들 종양의 발병 위험도 많이 증가합니다. 위, 십이지장, 소장의 선종 또는 암, 갑상선암, 간모세포종(hepatoblastoma), 데스모이드 종양(desmoid tumor), 뇌종양, 췌장암, 골종(osteoma) 등이 FAP 환자에서 발병 위험도가 높다고 알려진 대표적 종양입니다. 따라서 FAP으로 진단된 경우 대장암 이외에 이들 종양에 대해서도 검진(screening)을 받아야 합니다. FAP 환자에서 대장암 이외의 종양에 대한 검진 가이드라인을 정리하면 다음과 같습니다.

⟨가족성 선종성 용종증(FAP) 환자에서 대장암 이외의 종양에 대한 검진 가이드라인⟩

종양	검진 방법	검진 주기(시작 시점)
위, 십이지장 선종 및 암	식도-위-십이지장 내시경	매 1~5년마다(25~30세)
소장 선종 및 암	빈도가 상대적으로 낮은 반면 진단이 어려워서 추천되지 않음	
갑상선암	경부 초음파	매 1년마다(25~30세)
간모세포종	혈청 AFP, 복부 초음파	매 6개월마다 (생후 6개월(만 7세까지))
데스모이드 종양	복부 CT 또는 MRI	정해져 있지 않음
기타 종양 (뇌종양, 췌장암, 골종 등)	빈도가 상대적으로 낮은 반면 진단이 어려워서 추천되지 않음	

참고문헌

- Balmana J, Balaguer F, Cervantes A, Arnold D, Esmo Guidelines Working Group. Familial risk-colorectal cancer: ESMO Clinical Practice Guidelines. Ann Oncol. 2013;24 Suppl 6:vi73-80.
- Stjepanovic N, Moreira L, Carneiro F, Balaguer F, Cervantes A, Balmana J, et al.. Hereditary gastrointestinal cancers: ESMO Clinical Practice Guidelines for diagnosis, treatment and follow-updagger. Ann Oncol. 2019;30(10):1558-71.
- National Comprehensive Cancer Network. Genetic/Familial High-Risk Assessment: Colorectal. NCCN Clin Pract Guidel Oncol NCCN Guidel. 2019;(Version 2).

63 가족성 선종성 용종증으로 진단받아 전체 대장절제술을 권유받았습니다. 전체 대장절제술을 받으면 추후 가임력에 영향이 있나요? 그리고 자녀에게 유전될 확률은 얼마나 되나요?

가족성 선종성 용종증(FAP)은 종양 억제 유전자인 APC (adenomatous polyposis coli) 유전자에 돌연변이가 발생해서 종양 억제 기능이 손상된 결과 다양한 종류의 종양이 발병하는 질환입니다. 대장암의 경우 APC 유전자가 초기 종양 억제 과정에서 매우 중요한 역할을 하므로 FAP 환자에서는 특히 대장암의 발병 위험도가 극적으로 증가합니다. FAP 환자에서 대장암 발병의 위험도를 포함한 임상 양상은 APC 유전자 돌연변이의 종류에 따라 다를 수 있지만, 전형적인 FAP 환자의 경우 거의 100%의 환자에서 40~50세 이전에 대장암이 발병합니다. 따라서 FAP으로 진단받은 환자는 일반적으로 12~15세부터 매 2년마다 구불결장내시경(sigmoidoscopy) 또는 대장내시경(colonoscopy)을 시행해서 대장암의 전단계인 대장 선종(adenoma)이 발생했는지 확인해야 합니다. 대장 선종이 확인된 경우, 대장을 절제하지 않으면 대장암 발병을 피할 수 없으므로 결국 예방적인 대장절제술을 받아야 합니다. 즉, 예방적 대장절제술이 현재로서는 FAP 환자에서 대장암을 효과적으로 예방할 수 있는 거의 유일한 방법입니다. 예방적 대장절제술에는 크게 2가지 종류가 있는데, 결장(colon)과 직장(rectum)을 포함한 전체 대장을 절제하는 전체 대장절제술(total proctocolectomy, 그림 참조)과 결장만 절제하고 직장을 남기는 결장전절제술(total colectomy, 그림 참조)로 구분됩니다. 전체대장절제술의 경우 직장까지 모두 절제하므로 수술 이후 대장암이 발병할 위험은 거의 사라지기 때문에 FAP 환자에서 일반적으로 추천되는 수술 방법입니다. 하지만 수술 이후 직장이 없어서 배변 조절이 어렵고, 골반 박리 과정에서 발생하는 생식기관과 비뇨기관의 손상으로 인해 성 기능, 배뇨 기능의 장애가 발생할 위험이 있으며, 가임력을 보전하기 어려운 단점이 있습니다. 결장전절제술의 경우 직장이 남아있으므로 배변 조절 기능이 보존되고, 성 기능이나 배뇨 기능 장애가 발생할 위험이 매우 낮으며 가임력이 보전되는 반면, 수술 후 남아 있는 직장에서 대장암이 발병할 위험성이 여전히 남게 됩니다.

예방적 대장절제술이 FAP 환자에서 대장암을 효과적으로 예방할 수 있는 거의 유일한 방법이고 이른 시기에 할수록 대장암을 보다 확실히 예방할 수 있지만, 수술에 따르는 여러 가지 합병증, 부작용 때문에 해당 환자에서 FAP의 임상 양상(대장 선종의 첫 발생 연령, 종류 및 범위 등)과 증상 등을 고려해서 예방적 대장절제술을 시행하는 시점을 늦출 수 있습니다. 하지만 수술 시기를 늦추더라도 25세 이전에는 예방적 대장절제술을 시행하는 것이 일반적입니다. 예방적 대장절제술 방법 역시 환자의 연령, 임상 양상, 임신 가능성 등 여러 가지를 고려해서 결정하게 되는데, 전형적 FAP은 대장 선종의 범위가 광범위하며 정도가 심하기 때문에 보다 확실한 치료인 전체대장절제술이 추천됩니다.

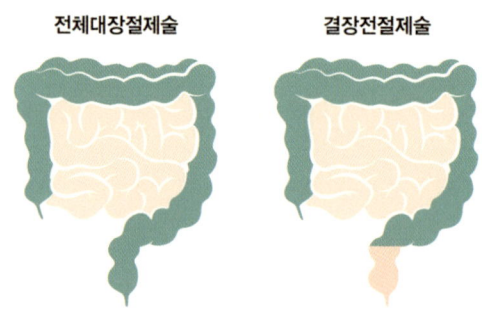

〈전체대장절제술(total proctocolectomy)과 결장전절제술(total colectomy)의 차이(초록색으로 표시된 부분이 절제되는 범위임)〉

출처: Brown et al.. "Management of Colorectal Cancer."

앞서 언급했듯이, FAP 환자에서 대장암 발병의 위험도를 포함한 임상 양상은 *APC* 유전자 돌연변이의 종류에 따라 다르기 때문에 전형적 FAP에 비해서 임상 양상이 상대적으로 양호한 환자들이 존재하는데, 이를 약화형 가족성 선종성 용종증(attenuated familial adenomatous polyposis, AFAP)이라고 합니다. 전형적 FAP 환자의 경우 예방적 대장절제술이 대장암을 효과적으로 예방할 수 있는 유일한 방법이지만, 임상 양상이 상대적으로 양호한 AFAP 환자의 경우 예방적 대장절제술 대신 내시경적 선종 절제술을 매 1~2년마다 반복하는 방법을 고려해볼 수도 있습니다. 하지만, 대장 선종의 범위가 점차 증가해서

내시경적 선종 절제술로 해결하기 어려운 경우에는 결국 예방적 대장절제술을 시행해야 합니다.

현재로서는 예방적 대장절제술이 FAP 환자에서 대장암 발병을 효과적으로 예방할 수 있는 거의 유일한 방법이며, 약물 치료를 통해 대장암을 예방을 하는 방법은 아직까지 정립되지 않았습니다. 비스테로이드 소염제(non-steroidal anti-inflammatory drugs, NSAIDs) 계열의 약물이 대장 선종을 줄이는 효과가 있다고 알려져 있으나, 심혈관 부작용이 발생할 위험성이 있기 때문에 FAP 환자에서 대장암 발병을 예방하는 목적으로 이들 약물을 복용하는 것은 현 시점에서 추천되지 않습니다.

참고문헌

- Balmana J, Balaguer F, Cervantes A, Arnold D, Esmo Guidelines Working Group. Familial risk-colorectal cancer: ESMO Clinical Practice Guidelines. Ann Oncol. 2013;24 Suppl 6:vi73-80.
- Stjepanovic N, Moreira L, Carneiro F, Balaguer F, Cervantes A, Balmana J, et al.. Hereditary gastrointestinal cancers: ESMO Clinical Practice Guidelines for diagnosis, treatment and follow-updagger. Ann Oncol. 2019;30(10):1558-71.
- Burn J, Gerdes A-M, Macrae F, Mecklin J-P, Moeslein G, Olschwang S, et al.. Long-term effect of aspirin on cancer risk in carriers of hereditary colorectal cancer: an analysis from the CAPP2 randomised controlled trial. Lancet Lond Engl. 2011;378(9809):2081-7.
- Movahedi M, Bishop DT, Macrae F, Mecklin JP, Moeslein G, Olschwang S, et al.. Obesity, Aspirin, and Risk of Colorectal Cancer in Carriers of Hereditary Colorectal Cancer: A Prospective Investigation in the CAPP2 Study. J Clin Oncol. 2015;33(31):3591-7.
- Yurgelun MB, Hampel H. Recent Advances in Lynch Syndrome: Diagnosis, Treatment, and Cancer Prevention. Am Soc Clin Oncol Educ Book. 2018;38:101-9.

64 가족성 선종성 용종증으로 진단받았습니다. 전체 대장 절제 외에 다른 대장암 예방법은 없나요?

가족성 선종성 용종증(FAP)으로 진단된 환자에서 대장암 예방을 위한 대장절제술이 필요한데, 결장(colon)과 직장(rectum)을 포함한 전체 대장을 절제하는 전체대장절제술(total proctocolectomy)과 결장만 절제하고 직장을 남기는 결장전절제술(total colectomy)의 2가지 방법으로 구분됩니다. 전체대장절제술은 결장과 직장을 모두 절제하므로 수술 이후 대장암 발병 위험이 거의 사라지게 되기 때문에 대부분의 FAP 환자에서 일반적으로 추천되는 수술법이지만, 수술 이후 배변 장애, 성 기능 및 배뇨 장애가 발생할 위험이 있습니다. 특히 가임 여성에서는 수술 후 높은 불임률이 문제가 되는데, 전체대장절제술 이후 불임률은 보고마다 다르지만 최근 논문에 따르면 17~93%에 이르는 것으로 알려져 있습니다.

예방적 대장절제술 중 다른 방법인 결장전절제술은 수술 후 배변 장애, 성 기능 및 배뇨 장애가 발생할 가능성이 낮으며 가임력 역시 보존됩니다. 하지만 남아 있는 직장 부위에서 직장암이 생길 가능성이 지속적으로 있으며, 실제로 전체대장절제술 대신 결장전절제술을 시행받은 FAP 환자 중 12.5%가 결국 65세 이전에 직장암으로 사망하는 것으로 보고되었습니다. 따라서 여러 가지 합병증과 부작용에도 불구하고 전형적 FAP 환자의 경우 여전히 전체대장절제술이 추천되는 수술법입니다. 다만 결장전절제술은 남은 직장 부위에 대장 선종 또는 암이 발병할 가능성이 충분히 낮거나 발생하더라도 반복적인 내시경적 절제로 해결할 수 있는 FAP 환자에서는 좋은 선택이 될 수 있으며, 약화형 가족성 선종성 용종증(attenuated familial adenomatous polyposis, AFAP) 환자 대부분이 이에 해당됩니다.

임신을 고려하는 FAP 환자에서 대장암을 예방하기 위한 치료로 어떤 수술을, 언제 받을 것인가 하는 문제는 해당 환자의 의향과 임상 양상(대장 선종의 첫 발생 연령, 종류, 범위 등), 수술법의 장/단점 등을 종합적으로 고려하여 판단해야 하는 어려운 문제이며 정답이 있다고 보기 어렵습니다. 환자가 신뢰할 수 있는 담당 의사와의 솔직한 논의가 중요합니다.

참고문헌

- Balmana J, Balaguer F, Cervantes A, Arnold D, Esmo Guidelines Working Group. Familial risk-colorectal cancer: ESMO Clinical Practice Guidelines. Ann Oncol. 2013;24 Suppl 6:vi73-80.
- Stjepanovic N, Moreira L, Carneiro F, Balaguer F, Cervantes A, Balmana J, et al.. Hereditary gastrointestinal cancers: ESMO Clinical Practice Guidelines for diagnosis, treatment and follow-updagger. Ann Oncol. 2019;30(10):1558-71.
- Beyer-Berjot L, Maggiori L, Birnbaum D, Lefevre JH, Berdah S, Panis Y. A Total Laparoscopic Approach Reduces the Infertility Rate After Ileal Pouch-Anal Anastomosis: A 2-Center Study. Ann Surg. 2013;258(2):275-82.
- Vasen HFA. Decision analysis in the surgical treatment of patients with familial adenomatous polyposis: a Dutch-Scandinavian collaborative study including 659 patients. Gut. 2001;49(2):231-5.

65 대장암으로 진단받았는데 유전성 비용종성 대장암이라고 들었고 담당 선생님이 완치되었으니 향후 검진만 받으라고 하십니다. 저는 앞으로도 다른 사람보다 대장암 검진을 자주 받아야 하나요?

예방적 대장절제술 중 결장만 절제하고 직장을 남기는 결장전절제술은 남아 있는 직장에서 선종 및 암이 발병할 가능성이 상존하므로 수술 이후에도 주기적인 대장암 검진이 필요하며, 매 6개월 또는 1년마다 구불결장내시경을 시행하는 것이 일반적입니다.

결장과 직장을 포함한 전체 대장을 절제하는 전체대장절제술을 시행하는 경우에는 결장과 직장이 모두 절제되기 때문에 대장암이 발병할 가능성은 매우 낮지만, 대장 점막이 불완전하게 절제된 결과 수술 이후에도 일부 대장 점막이 소장의 말단과 항문의 접합(anastomosis) 부위에 남아 있을 수 있으며 대장의 기능을 일부 대신하기 위한 목적으로 소장의 말단에 조성하는 회장낭(ileal pouch) 부위에도 선종 및 암이 발생할 수 있는 것으로 알려져 있습니다. 따라서 전체대장절제술 이후에도 회장낭 및 접합 부위에 대한 주기적 검진이 필요합니다.

참고문헌

- Balmana J, Balaguer F, Cervantes A, Arnold D, Esmo Guidelines Working Group. Familial risk-colorectal cancer: ESMO Clinical Practice Guidelines. Ann Oncol. 2013 Oct;24 Suppl 6:vi73-80.
- Stjepanovic N, Moreira L, Carneiro F, Balaguer F, Cervantes A, Balmana J, et al.. Hereditary gastrointestinal cancers: ESMO Clinical Practice Guidelines for diagnosis, treatment and follow-updagger. Ann Oncol. 2019 Oct:1;30(10):1558-71.

66 저는 이미 대장 전체를 절제했는데 유전자 검사를 꼭 받아야 하나요?

유전성 비용종증 대장암 증후군(HNPCC)으로도 알려진 린치 증후군(Lynch syndrome)은 전체 대장암 중 약 1~3%를 차지하며, 가장 흔한 유전성 대장암으로 알려져 있습니다. 린치 증후군에 병발된 대장암의 치료는 수술 ± 보조항암치료로 이루어진다는 점에서 일반 대장암의 치료와 크게 다르지는 않습니다.

하지만 린치 증후군이 있는 경우, 진단된 대장암 이외에 또 다른 대장암이 대장의 다른 부위에 동시에 존재하고 있을 가능성(동시성 대장암)이 높으며, 대장암을 치료한 이후에 대장암이 다시 발병(이시성 대장암)할 가능성 역시 매우 높습니다. 연구에 따르면, 린치 증후군에 병발된 대장암을 치료한 이후 약 16~19%의 환자에서 10년 이내에 수술 후 남아 있는 대장에서 또 다른 대장암이 진단되었습니다.

따라서 린치 증후군에 연관되어 대장암이 발병한 경우, 대장암이 위치한 부위만을 절제(부분대장절제술, segmental colectomy) 하는 대신, 더 넓은 부위의 대장까지 함께 절제한다면(확대대장절제술, extended colectomy) 수술 이후에 발생할 수 있는 대장암을 예방할 수 있습니다. 실제로 결장아전절제술(subtotal colectomy) 이나 결장전절제술(total colectomy) 또는 전체대장절제술(total proctocolectomy)과 같은 확대 대장절제술을 시행할 경우 수술 이후 대장암의 발병 가능성을 0~3.4%로 크게 줄일 수 있다고 알려져 있습니다. 또한 결장아전절제술이나 결장전절제술은 부분대장절제술과 비교했을 때 수술 후 삶의 질 면에서 나쁘지 않은 것으로 알려져 있습니다.

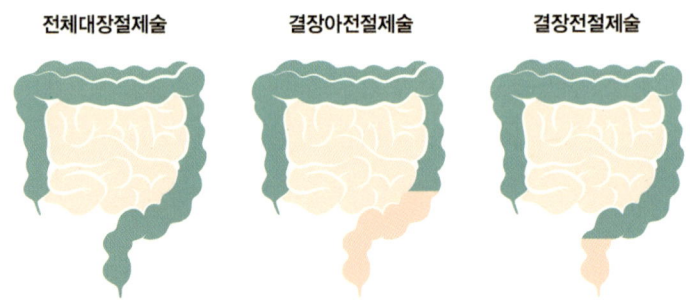

〈전체대장절제술(total proctocolectomy), 결장아전절제술(subtotal colectomy), 결장전절제술(total colectomy)의 절제 범위(초록색으로 표시된 부분이 절제되는 범위임)〉

출처 : Brown et al., "Management of Colorectal Cancer."

따라서 젊은 연령의 린치 증후군 환자일수록 확대대장절제술, 특히 전체대장절제술(total proctocolectomy)이 대장암의 일차 치료법으로 추천됩니다. 다만, 수술법들마다 수술 범위에 따라 여러 가지 장단점이 있기 때문에 일차 치료법은 대장암 진단 시 연령, 대장암이 위치한 부위, 항문 괄약근 기능, 환자의 의향 등을 종합적으로 고려해서 결정하게 됩니다.

또한 전체대장절제술을 제외하면 수술 이후에 남은 직장에서 대장암이 생길 가능성이 여전히 있기 때문에, 매 6개월~1년마다 주기적인 내시경 검진을 받는 것이 추천됩니다.

유전자 검사를 받는 것은 나와 가족의 건강관리를 위해 필요합니다. 유전성 소인으로 나에게 더 발생할 수 있는 암이 있는지 알아보고 조치를 취할 수 있는 기회를 갖기 위함이고, 이 유전자 검사가 형제나 자매, 자녀들의 암 발생 위험을 예측하는 중요한 정보이므로, 가족의 건강관리를 위해서도 필요합니다.

참고문헌

- Brown KGM, Solomon MJ, Mahon K, O'Shannassy S. Management of colorectal cancer. BMJ. 2019;l4561.
- Giardiello FM, Allen JI, Axilbund JE, Boland CR, Burke CA, Burt RW, et al.. Guidelines on Genetic Evaluation and Management of Lynch Syndrome: A Consensus Statement by the US Multi- Society Task Force on Colorectal Cancer. Gastroenterology. 2014;147(2):502-26.

기타 암
갑상선암

67 자매들이 모두 갑상선암입니다. 유전성 암 유전자 검사를 해야 할까요?

일반적인 갑상선암은 유전과 관련성이 높지 않습니다. 그러나 갑상선암 중 수질암은 유전성을 가지고 있습니다. 수질암의 25%는 상염색체 우성형으로 10~20대에 유전성으로 발생하게 됩니다. 수질암은 *RET* 라고 하는 유전자의 이상 때문에 발병하며, 부신과 부갑상선 등 다른 부위의 종양과 관련이 있을 수 있어서 가족력이 있는 수질암의 경우 유전자 검사를 하는 것이 좋습니다. 유전자 검사에서 이상이 발견되면 가족들을 대상으로 검사를 확대하며, 유전자 이상이 있는 경우 현재 갑상선 내에 수질암이 없더라도 수술을 권유받습니다. 수질암은 수술만이 유일한 치료방법인데, 림프절 전이가 쉬워서 이미 전이가 일어난 경우에는 수술로 완치가 어렵기 때문입니다. 수질암 환자 중 *RET* 유전자 변형이 있는 가족에게 예방적 갑상선 전절제술을 권유합니다.

반면 갑상선암 중 가장 많은 비율을 차지하는 유두암의 경우 전체 갑상선암의 95%를 차지하고 있으며 10% 가량은 가족력을 지니는 것으로 알려져 있습니다. 가족에게 유두암이 있는 경우 갑상선 유두암 발생 위험이 4~10배까지 높다고 합니다. 그러나 갑상선암 유두암 환자의 경우 가족들이 모두 검사를 받아야 하는지에 대해서는 아직 뚜렷한 증거가 없습니다.

참고문헌

- 갑상선암 100문 100답 개정판. 국립암센터 갑상선암센터. 2019
- Cancer Genome Atlas Research Network. Integrated genomic characterization of papillary thyroid carcinoma. Cell. 2014;159(3):676-690. doi:10.1016/j.cell.2014.09.050
- 2016 Revised Korean Thyroid Association Management Guidelines for Patients with Thyroid Nodules and Thyroid Cancer. Int J Thyroidol. 2016; 9(2):59-126. Doi:10.11106/jt.2016.9.2.59.

68 갑상선암과 관련된 유전자는 무엇이 있나요?

갑상선암은 종류에 따라 다른 유전자 변형이 관찰됩니다. 이들은 각각 암을 유발하는 별도의 분자 생물학적 기전을 가지고 있으며, 중복해서 변이가 존재하지 않습니다. 갑상선암 역시 다른 암들과 마찬가지로 유전자 이상이 흔하게 관찰되고 있으며, 현재도 갑상선암과 관련된 새로운 유전자 이상이 지속적으로 학계에 보고되고 있습니다.

갑상선암에서 가장 흔히 관찰되는 유전자 이상은 *BRAF*, *RAS* 유전자의 돌연변이, *RET* 유전자 재조합, *RET* 유전자 돌연변이 입니다. 갑상선암의 유전자 이상에서 특이한 점은 갑상선암의 종류에 따라 다른 유전자 변형이 관찰되는 것입니다. 즉 *BRAF* 유전자 변이 갑상선암에서는 *RAS* 유전자 변이는 관찰되지 않습니다. *BRAF* 유전자와 *RAS* 유전자 변이가 있는 암들의 모양과 종류도 다릅니다. 즉 암의 종류에 따라 암을 유발하는 별도의 분자생물학적 기전을 가지고 있습니다.

위에 언급된 갑상선암 관련 유전자 변이는 MAPK(mitogen-activated protein kinase) 신호전달체계에 관련되는 유전자 입니다. 갑상선 유두암을 유발하는 유전자 이상은 *BRAF* 돌연변이, *RET/PTC* 재조합, *RAS* 돌연변이 등이 알려져 있습니다. 갑상선 여포암을 유발하는 유전자 이상은 *RAS* 돌연변이가 주로 많이 알려져 있습니다. *BRAF*의 점 돌연변이는 갑상선암 이외에도 흑색종(melanoma)과 대장암, 난소암 등에서도 발견됩니다. *BRAF* 돌연변이는 특히 유두암 및 유두암 유래 역형성암에서만 발견되며 여포암에서는 발견되지 않습니다. 한국에서는 갑상선 유두암의 6~80%정도에서 발견됩니다. *BRAF* 돌연변이는 갑상선암의 악성도와 관련이 있으며, 돌연변이가 존재하는 경우 나쁜 예후를 가지고 있습니다. *RET* 유전자 재조합은 주로 갑상선 유두암의 발생에 관여하기 때문에 재조합이 일어난 *RET*을

*RET/PTC*라고 부르며, 결합하는 유전자에 따라 현재 11종류의 *RET/PTC* 재조합이 알려져 있습니다. 특히 방사선에 노출된 경우 발생빈도가 높아집니다. *RAS*는 *H-RAS*, *K-RAS*, *N-RAS* 세 종류가 있는데 갑상선암에서는 세 가지 모두 유전자 변이가 발견됩니다. *RAS* 돌연변이는 다양한 종류의 갑상선암에 존재하며, 전체 갑상선암의 30% 정도에서 발견됩니다. *RET* 돌연변이는 수질암에서 발견되는 유전자 변이이며, 가족성 수질암의 경우 반드시 *RET* 유전자 검사를 시행해야 합니다.

참고문헌

- 갑상선암 100문 100답 개정판. 국립암센터 갑상선암센터. 2019.
- Cancer Genome Atlas Research Network. Integrated genomic characterization of papillary thyroid carcinoma. Cell. 2014;159(3):676-690. doi:10.1016/j.cell.2014.09.050.
- 2016 Revised Korean Thyroid Association Management Guidelines for Patients with Thyroid Nodules and Thyroid Cancer. Int J Thyroidol. 2016. 9(2):59-126. Doi:10.11106/ijt.2016.9.2.59.

기타 암
췌장암

69 *BRCA* 검사 양성이 나오면 사용할 수 있는 약제가 달라지나요?

최근 올라파립(Olaparib, 제품명, LYNPARZA)이라는 항암제가 *BRCA* 검사 양성인 전이성 췌장암 환자의 유지요법으로써 가능성을 확인하였습니다. 따라서 백금기반 1차 항암치료(주로 FOLFIRINOX 항암치료)에 반응이 16주 이상 유지되는 경우, 부작용이 많은 FOLFIRINOX 항암치료를 대신하여 올라파립 항암제를 사용할 수 있습니다.

참고문헌

- Talia Golan et al. Maintenance Olaparib for Germline *BRCA*-Mutated Metastatic Pancreatic Cancer. N Engl J Med. 2019 Jul;25;381(4):317-327.

70 췌장암과 관련된 유전성 암 유전자는 어떤 것이 있나요?

췌장암의 직접적인 원인 유전자는 아직 발견되지 않았습니다. 췌장암의 위험이 증가되는 유전성 암 유전자는 전체 췌장암 환자의 약 3%에서 발견됩니다. 이러한 췌장암 관련 유전성 암 유전자에는 유전성 췌장염과 연관 있는 *PRSS1* 변이, 점막상피 색소 침착 및 다발성의 과오종성 장 용종을 특징으로 하는 포이츠-제거스(Peutz-Jeghers) 증후군의 원인인 *LKB1/STK11* 변이, Familial atypical multiple mole melanoma(FAMMM) 증후군의 원인인 *p16/CDKN2A* 변이, 유전성 유방암과 연관이 있는 *BRCA*과 *PALB2* 유전자 변이, 린치 증후군의 원인인 *MLH1, MSH2, MSH6* 변이 등이 있습니다.

〈췌장암과 관련된 유전성 암증후군과 췌장암의 위험도〉

유전성 암 증후군 (변이된 유전자)	특징	췌장암 상대적 위험도	생애 발병률(%)
과거력 없음		1	0.5
유전유방난소암증후군 (*BRCA1*)	유방암, 난소암, 전립선암	2~3	1.2
유전유방난소암증후군 (*BRCA2*)	유방암, 난소암, 전립선암	3.5~10	2~5
가족성 췌장암+ 직계가족 1명 췌장암	직계가족 1명이 췌장(이자)관샘암	4.6	
가족성 췌장암+ 직계가족 2명 췌장암	직계가족 2명이 췌장(이자)관샘암	6.4	
린치 증후군 (*MLH1, MSH2, MSH6*)	대장암, 자궁내막암	8~10	3.7
가족성형성이상모반 증후군	흑색종, 비전형적인 모반, 체세포 우성	13~36	10~19

유전성 암 증후군 (변이된 유전자)	특징	췌장암 상대적 위험도	생애 발병률(%)
가족성 췌장암+ 직계가족 3명 췌장암	직계가족 3명이 췌장(이자)관샘암	32	
유전성 췌장염 (PRSS1, SPINK1)	조기 발병 췌장염, 체세포 우성	50~125	25~44
포이츠-제거스 증후군 (STK11)		70~125	11~66
유전유방난소암증후군 (PALB2)		15	
모세혈관확장성실조증		8~9	
리프라우메니 증후군		7	

출처 : Canto MI. Familial risk factors for pancreatic cancer and screening of high-risk patients. www.uptodate.com ©2020 UpToDate, Inc. and/or its affiliates.

참고문헌

- Ryan DP, Hong TS, Bardeesy N. Pancreatic Adenocarcinoma. **N Engl J Med**. 2014 Sep 11;371(11):1039-49. doi:10.1056/NEJMra1404198.

71 췌장암 가족력이 많은데 유전자 검사에서는 변이가 발견되지 않았습니다. 왜 그런가요?

직계가족(first degree relatives) 2명 이상이 췌장암으로 진단받고, 췌장암 관련 특정 유전성 증후군이 없는 경우를 가족성 췌장암이라고 받아들이고 있습니다. 하지만 현재까지 가족성 췌장암의 원인이 되는 특정 유전자는 아직 발견하지 못하였습니다. 아직 확인되지 못한 여러 유전자들과 환경적인 요인이 복합적으로 관련되어 있는 것으로 추정합니다.

참고문헌

- Klein AP, Beaty TH, Bailey-Wilson JE, Brune KA, Hruban RH, Petersen GM. Evidence for a major gene influencing risk of pancreatic cancer. Genet Epidemiol. 2002;23(2):133.

72 췌장암 관련 유전자에서 병원성 변이가 관찰되면 어떤 예방적 조치가 있나요?

현재 추천되고 있는 췌장암 선별검사의 대상은 직계가족에서 2명 이상의 췌장암 환자가 있는 경우, 췌장암 관련 유전성 암 유전자 변이가 있는 경우, 직계가족에서 50세 미만에 췌장암을 진단받은 환자가 있는 경우 등입니다. 이러한 췌장암 발생 고위험군에서 언제부터 선별검사를 시행하느냐는 아직 정립되어 있지 않습니다. 유전성 췌장염 환자는 40세 이전에 시작하는 것을 추천하고 있고, 포이츠-제거스(Peutz-Jeghers) 증후군 환자는 30~40세가 추천됩니다. 대개 가족 중 췌장암 환자의 가장 어린 발병 연령보다 10세 이전에 적어도 50세에 시작하는 것을 추천하고 있습니다. 검사 방법으로는 내시경 초음파와 자기공명담췌관조영술이 추천되나 선별검사를 받는 환자들의 불안감이 높고, 고비용이라는 점이 제한점입니다. 아직 얼마 주기로 언제까지 선별검사를 할지 명확하지 않으나 대개 1년 간격으로 검사를 시행할 것을 추천하고 있습니다.

참고문헌

- Goggins M, Overbeek KA, Brand R, Syngal S, Del Chiaro M, Bartsch DK, Bassi C, Carrato A, Farrell J, Fishman EK, Fockens P, Gress TM, van Hooft JE, Hruban RH, Kastrinos F, Klein A, Lennon AM, Lucas A, Park W, Rustgi A, Simeone D, Stoffel E, Vasen HFA, Cahen DL, Canto MI, Bruno M. International Cancer of the Pancreas Screening(CAPS) consortium, Management of Patients With Increased Risk for Familial Pancreatic Cancer: Updated Recommendations From the International Cancer of the Pancreas Screening(CAPS) Consortium. 2020 Jan;69(1):7-17.doi: 10.1136/gutjnl-2019-319352. Epub 2019 Oct 31.

기타 암
비뇨암(전립선암, 신장암)

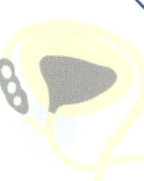

73 *BRCA* 양성이 나온 남성입니다. 전립선암에 대한 위험도와 예방법은 무엇인가요?

일반적으로 3.4~4.7배의 전립선암 발생 위험도가 있다고 알려져 있습니다. 아쉽게도 아직까지 한국인을 포함한 아시아인에 대한 *BRCA* 양성 환자들의 위험도 연구 결과는 그리 많이 보고되어 있지 않습니다. 그 이유는 *BRCA* 양성 전립선암 발생률이 낮기 때문입니다.

전립선암이 남성암 1위인 서양 국가들에서도 *BRCA* 양성 전립선암의 비율은 5% 미만으로 알려져 있습니다. 65세 이하로 국한된 *BRCA2* 양성 전립선암만을 보자면 발생 빈도는 1.2%까지 낮아집니다. 유전성 전립선암 연구로 유명한 Stand Up To Cancer-Prostate Cancer Foundation Prostate Cancer Dream Team 연구에서는 전이 전립선암 진단 환자에서의 *BRCA2*, *BRCA1*, *ATM* 유전자 양성 환자비율은 19.3%로 국한된 전립선암보다 높다고 보고하였습니다. 서양이 아닌 아시아인의 발생률은 우리와 인종이 유사한 중국 연구기관의 결과에서 전립선암 가족력이 있는 2,321명 환자 중 20.6%에서 *BRCA* 양성률을 보였고, *BRCA* 관련 가족력이 있는 환자들의 경우에는 42.6%의 상대적 전립선암 발생률을 보였다고 보고하였습니다.

이처럼 여러 국가와 인종에 따라 *BRCA* 양성 환자들의 전립선암 발생률에는 차이가 있지만, 대표적인 *BRCA2* 양성 보인자들의 추적관찰 연구로 서양의 유방-난소암 가족력 가족들의 추적관찰 연구가 있습니다. 이들 173명의 *BRCA2* 양성 남성 보인자들을 70세까지 추적관찰했을 때 가족력이 없는 일반인들에 비해 평균 3.4~4.7배에서 최대 8.6배의 전립선암 발생 위험도를 보여줘, 20~33%의 누적 위험도(cumulative risk)를 가진다고 보고되었습니다. 또 다른 추적관찰 연구로 913명의 *BRCA1* 양성을 가진 남성들을 65세까지 추적관찰했을 때, 누적 위험도는 8.6%, 전립선암 발생 위험도는 3.75배 상승한다고 보고되었습니다.

BRCA 양성 본인은 적극적인 PSA 피검사와 초음파 MRI 영상검사를 통해 전립선 조직검사를 조기에 시행할 수 있습니다. 또한 가족 중 친인척 남자들의 경우는 적극적인 유전자 검사를 권유할 것을 권고합니다.

2016년도 이전까지만 하더라고 *BRCA* 양성 환자들에 대한 유전자 선별검사는 받아들여지지 않았습니다. 하지만 이후로 많은 *BRCA* 양성 전립선암에 대한 논문들이 발표되면서 최근 NCCN guidelines for Prostate Cancer(전립선암 진단 치료 권고안)에서는 *BRCA* 가족력이 있는 경우는 적극적으로 유전자 검사를 할 것을 권유하고 있습니다. 이는 가족 내 남성 가족 모두를 검사하고, *BRCA* 양성이 나올 경우는 60세 이전의 나이가 어리거나, PSA 수치가 낮더라도(2.0ng/dl 미만) 적극적으로 PSA, 전립선 초음파, MRI 등의 영상검사를 고려해 보고, 추적관찰하는 동안 젊은 나이에도 주기적으로 전립선 검사 등을 고려하도록 권유하고 있습니다. 또한 *BRCA* 음성 환자들에 비해 영상검사에서 이상소견이 보이거나 추적관찰 PSA가 상승되는 소견이 관찰되면, 전립선암 진단을 위한 조직검사를 하도록 권유하고 있습니다. 암으로 진단되면, 적극적으로 수술이나 방사선치료를 하도록 권유하고 있습니다. 나아가 가능하다면 표적약물치료를 받도록 권유하고 있습니다.

참고문헌

- Mohamad HB, Apffelstaedt JP(2008) Counseling for male *BRCA* mutation carriers: a review. Breast 17(5):441-450
- Kirchhoff T et al(2004). *BRCA* mutations and risk of prostate cancer in Ashkenazi Jews. Clin Cancer Res 10(9):2918-2921
- Kote-Jarai Z, Leongamornlert D, Saunders E, Tymrakiewicz M, Castro E, Mahmud N, et al. *BRCA2* is a moderate penetrance gene contributing to young-onset prostate cancer: implications for genetic testing in prostate cancer patients. Br J Cancer. 2011 Oct 11;105(8):1230-4.
- Robinson D, Van Allen EM, Wu Y-M, Schultz N, Lonigro RJ, Mosquera J-M, et al. Integrative clinical genomics of advanced prostate cancer. Cell. 2015 May 21;161(5):1215-28.
- Nicolosi P, Ledet E, Yang S, Michalski S, Freschi B, O'Leary E, et al. Prevalence of germline variants in prostate cancer and implications for current genetic testing guidelines. JAMA Oncol. 2019 Apr 1;5(4):523-8.
- Gallagher DJ, Gaudet MM, Pal P, Kirchhoff T, Balistreri L, Vora K, et al. Germline *BRCA* mutations denote a clinicopathologic subset of prostate cancer. Clin Cancer Res. 2010 Apr 1;16(7):2115-21.
- Xu Y, Huang D, Wu Y, Ye D, Zhang N, Gao Y, Xu D, Na R, Xu J. Family history is significantly associated with prostate cancer and its early onset in Chinese population. Prostate. 2019 Nov;79(15):1762-1766
- Breast Cancer Linkage Consortium. Cancer risks in *BRCA2* mutation carriers. J Natl Cancer Inst. 1999 Aug 4;91(15):1310-6.
- Leongamornlert D, Mahmud N, Tymrakiewicz M, Saunders E, Dadaev T, Castro E, et al. Germline *BRCA1* mutations increase prostate cancer risk. Br J Cancer. 2012 May 8;106(10):1697-701.
- NCCN guideline of prostate cancer. Version 2. 2020- May 21, 2020. http://nccn.org/professionals/physician_gls/pdf/prostate.pdf

74 *BRCA* 양성이 나온 전립선암 환자입니다. 치료가 달라지나요?

BRCA1, *BRCA2* 양성 환자들은 *BRCA* 음성 환자들에 비해 여러 연구를 통해 나쁜 예후와 낮은 치료 반응의 결과를 가진다고 보고되고 있습니다. *BRCA* 양성 환자들은 음성 환자들에 비해 진단 당시, 전이 상태로 많이 진단되고, T3-4의 높은 병기, 임파선 양성률, 글리슨(Gleason) 점수 8점 이상의 공격적인 암이 더 많다고 알려져 있습니다. 이로 인해 암 특이 생존율(cancer-specific survival)이 *BRCA* 음성인 환자들의 15.7년에 비해 8.6년으로 짧습니다. 국소 전립선암에 한해서도 *BRCA* 양성 환자들은 수술이나 방사선 치료 시 무전이 생존율(metastasis-free survival)이 72%, 5년 내 암 특이 생존율이 76%로 *BRCA* 음성 환자들의 94%와 97%보다 나쁩니다. 나아가 *BRCA* 음성 환자들이 국소 전립선암으로 사망할 확률이 1.44%인데 비해 *BRCA* 양성 환자들은 6.07%로 높습니다.

이처럼 예후가 나쁜 *BRCA* 양성 환자들은 음성인 환자들과 다른 치료 권고안을 따릅니다. *BRCA* 양성 환자가 진행성 전이암으로 진단되면 유전자 DNA 회복 유전자의 변이를 표적으로 하는 표적약물치료를 할 수 있다고 권고하고 있습니다(NCCN guideline Prostate cancer). 표적약물치료로는 올라파립(Olaparib, 제품명 LYNPARZA)이라고 알려져 있는 PARP 저해제(poly ADP-ribose polymerase inhibitors, PARPi)를 사용하거나 백금(platinum) 계열 항암치료를 같이 해 볼 수 있습니다. 올라파립 약물을 이용한 가장 유명한 약물 임상 연구로는 TOPARP-A와 TOPARP-B(Trial of Olaparib in Patients with Advanced Castrate Resistant Prostate Cancer) 연구들이 있습니다. 전이 전립선암 환자를 대상으로 PARPi olaparib을 이용한 이들 연구에서는 전립선 항원(PSA) 수치를 50% 감소(PSA 50%)시키는 치료 효과를 경험한 환자들이 약 80%였고, 무진행 생존율(median progression-free survival) 8.1개월 등의 치료 효과 이득을 보였습니다. 백반 기반 항암치료 또한 *BRCA* 양성 환자들의 75%에게서 PSA 50% 감소 효과를 보인 것으로 보고되었습니다.

진행성 전이 암이 아닌 국소 전립선암 *BRCA* 양성 환자들에서는 기존 *BRCA* 음성 전립선암 환자들에게 치료하는 방사선 치료나 수술적 치료를 모두 고려해 볼 수 있습니다. 하지만 정확한 병기 설정과 암세포의 공격적 성격 등의 정보 측면에서는 수술적 치료가 좀 더 많은 정보를 주므로, 향후 예후 예측과 치료 계획을 위해 *BRCA* 양성 환자들에서는 수술을 통한 치료를 좀 더 고려해 볼 수 있습니다. 만약 나이가 어려 적극적인 치료인 방사선 치료와 수술적 치료를 좀 더 미루는 능동 감시(active surveillance)를 한다면 *BRCA* 양성 환자들은 좀 더 짧은 기간의 병원 방문과 주의 깊은 추적관찰을 하도록 권고하고 있습니다. 국소 전립선암의 올라파립 약물 치료는 아직 치료 효과가 밝혀있지 않아 치료 권고안에는 들어가 있지 않지만 임상약물 연구들이 진행되고 있다면 임상연구를 통해 약물 치료를 받을 수 있습니다.

이처럼 BRCA 양성 환자들에서는 BRCA 음성 환자들에 비해 공격적인 성격의 암종으로 좀 더 표적약물치료를 고려할 수 있는 고위험군 대상임을 알아야 하며, 국소 전립선암의 경우에는 적극적인 치료를 조기에 시행하는 권고안을 가지고 있음을 기억해야 합니다.

참고문헌

- Sokolova AO, Cheng HH.Genetic Testing in Prostate Cancer. Curr Oncol Rep. 2020 Jan 23;22(1):5.
- Castro E, Goh C, Olmos D, Saunders E, Leongamornlert D, Tymrakiewicz M, et al. Germline BRCA mutations are associated with higher risk of nodal involvement, distant metastasis, and poor survival outcomes in prostate cancer. J Clin Oncol. 2013 May 10;31(14):1748–57.
- Castro E, Goh C, Leongamornlert D, Saunders E, Tymrakiewicz M, Dadaev T, et al. Effect of BRCA mutations on metastatic relapse and cause-specific survival after radical treatment for localised prostate cancer. Eur Urol. 2015 Aug 1;68(2):186–93.
- Athie A, Arce-Gallego S, Gonzalez M, Morales-Barrera R, Suarez C, Casals Galobart T, et al. Targeting DNA repair defects for precision medicine in prostate cancer. Curr Oncol Rep. 2019 Mar 27;21(5):42.
- Mateo J, Carreira S, Sandhu S, Miranda S, Mossop H, Perez-Lopez R, et al. DNA-repair defects and olaparib in metastatic prostate cancer. N Engl J Med. 2015 Oct 29;373(18):1697–708.51.
- Athie A, Arce-Gallego S, Gonzalez M, Morales-Barrera R, Suarez C, Casals Galobart T, et al. Targeting DNA repair defects for precision medicine in prostate cancer. Curr Oncol Rep. 2019 Mar 27;21(5):42.
- Mateo J, Porta N, McGovern UB, Elliott T, Jones RJ, Syndikus I, et al. TOPARP-B: a phase II randomized trial of the poly(ADP)-ribose polymerase(PARP) inhibitor olaparib for metastatic castration resistant

prostate cancers(mCRPC) with DNA damage repair(DDR) alterations. JCO. 2019 May 20;37(15_suppl):5005-5005.
- Cheng HH, Pritchard CC, Boyd T, Nelson PS, Montgomery B. Biallelic inactivation of *BRCA2* in platinum sensitive, metastatic castration resistant prostate cancer. Eur Urol. 2016 Jun;69(6):992.
- Pomerantz MM, Spisák S, Jia L, Cronin AM, Csabai I, Ledet E, et al. The association between germline *BRCA2* variants and sensitivity to platinum-based chemotherapy among men with metastatic prostate cancer. Cancer. 2017 Sep 15;123(18):3532-9.
- Carter HB, Helfand B, Mamawala M, Wu Y, Landis P, Yu H, et al. Germline mutations in ATM and *BRCA1/2* are associated with grade reclassification in men on active surveillance for prostate cancer. Eur Urol. 2018 Oct;8.

75 유전성 신장암에는 어떤 질환이 있나요?

신장암에는 본-히펠린다우 증후군(Von-Hippel Lindau syndrome), 버트 호그 두베 증후군(Birt-Hogg Dube syndrome), 유전성 유두상 신세포암(hereditary papillary renal carcinoma), 유전성 다낭성 신장병(hereditary polycystic kidney disease), 빌름스 종양과 연관된 증후군(syndrome associated with Wilm's tumor), 유전성 근종과 신세포암(hereditary leiomyomatosis and renal cell carcinoma), 가족성 갑상선 유두암(familial papillary thyroid carcinoma), 갑상선기능항진증-턱종양증후군(hyperthyroidism-jaw tumor syndrome), 결절성 경화증(tuberous sclerosis disease), 3번 염색체 구조적 전위(constitutional chromosome 3 translocations), 신경모세포종

뒤에 나타나는 종양세포붕괴성의 신세포암(oncolytic renal cell carcinoma occurring after neuroblastoma), 갑상선양 여포성 신세포암(thyroid-like follicular renal cell carcinoma), ALK 재배열-연관 신세포암(ALK rearrangement-associated renal cell Carcinoma), 혈관형활근종성 육종과 신세포암(renal cell carcinoma with angioleiomyomatous sarcoma) 등 다양한 유전성 신장암 아형들이 있습니다. 모두 특정 유전자인 *VHL* 유전자, *BHD* 유전자, *C-met* 유전자, *PKD* 유전자, *FH* 유전자 등의 이상소견으로 인해 발생하는 신장암입니다. 이외에도 여러 유전성 신장암들이 유전자 검사 방법의 발달로 추가 발견되고 있습니다.

본-히펠린다우 증후군은 *VHL* 유전자의 이상으로 여러 장기에 암 및 양성 질환이 생기는 희귀질환으로 신장암에서는 가장 흔한 조직형의 암종인 투명세포형 신장암을 들 수 있습니다. 투명세포형 신장암의 주요 이상 유전자도 50~70%에서는 *VHL* 유전자 변이가 발견되기 때문입니다. 나아가 본-히펠린다우 증후군이란, 투명세포형 신장암(bilateral clear cell carcinoma)을 포함해 소뇌/척추(cerebellar hemangioblastoma), 췌장(pancreatic islet tumor), 망막(retinal angiomata), 부신(pheochromocytoma) 등의 다양한 장기에 암 및 양성 질환이 생기는 병을 통틀어 증후군이라 칭합니다. 이 병은 상염색체 우성(autosomal dominant)

3번 염색체인 Chr. 3p25의 이상으로 생깁니다. 1993년 Latif 연구진들이 *VHL* 유전자를 찾아냈으며, 이 유전자를 가진 가족이 있으면 가족 구성원의 75%에서 이 증후군이 나타날 수 있다고 보고하였습니다.

증후군	염색체	유전자	단백질	암종
본-히펠린다우 증후군	3p25	*VHL*	Von Hippel Lindau	Multiple, bilateral, cyst and kidney cancer
유전성 유두상 신세포암 (hereditary papillary renal carcinoma)	7p31	*MET*	MET	Multiple, bilateral papillary kidney cancer
유전성 근종과 신세포암 (hereditary leiomyomatosis and renal cell carcinoma)	1q42	*FH*	Fumarate hydratase	Papillary kidney cancer
결절성 경화증 (tuberous sclerosis disease)	9q34; 16p13	*TSC1*, *TSC2*	Hamartin, Tuberin	Multiple, bilateral, angiomyolipoma, lymphangioleiomyomatosis, kidney cancer
갑상선기능 항진증 -턱종양증후군 (hyperthyroidism-jaw tumor syndrome)	1q25	*HRPT2*	Parafibromin	Mixed epithelial and stromal cancer & papillary kidney cancer
버트 호그 두베 증후군 (Birt-Hogg Dube syndrome)	17p11	*FCLN*	Folliculin	Multiple chromophobe, oncocytoma, papillary kidney cancer

참고문헌

- WHO Classification of Tumors of the Urinary System and Male Genital Organs. Editors: Holder Moch, Peter A. Humphrey, Thomas M. Ulbnright, Victor E. Reuter. Serial Editors: Fred T. Bosman, Elaine S Jaffe, Sunil R. Lakhani, and Hiroko Ohgaki. IARC,2015; WHO

- Chen F, et al. Germline mutations in the von Hippel Lindau disease tumor suppressor gene: Correlation with phenotype. Hum Mutat 1995;5:66

기타 암
희귀암

76 PTEN 과오종 증후군이 무엇인가요? 유방암과 관련이 있나요?

PTEN은 종양 억제 유전자로써 세포의 성장과 종양 형성을 억제하는 기능을 하고 있습니다. 과오종이란 세포와 조직이 정상 구조를 잃어버린 채 과성장하면서 종양처럼 발생하는 것을 의미합니다. PTEN 유전자의 기능이 결손된 돌연변이가 발생하면 몸의 다양한 부위에 과오종이 발생하고 젊은 나이에 암이 발병하게 됩니다. 과오종은 피부, 위장관, 유방, 갑상선, 자궁 등 몸의 여러 부위에 다발성으로 발생할 수 있으며, 이러한 부위의 암 발생률이 높아지며 호발 연령대에 비해 젊은 나이에 암이 발병할 수 있습니다.

암종	암 발병 위험률	평균 암 발생 연령
유방암	85%	40대
갑상선암	35%	30~40대
신세포암(신장)	34%	50대
자궁내막암	28%	40~50대
대장암	9%	40대
악성흑색종(피부)	6%	40대

참고문헌

- *PTEN* Hamartoma Tumor Syndrome. National Organization for Rare Disorders. 2018; https://rarediseases.org/rare-diseases/pten-hamartoma-tumor-syndrome/
- NCCN Guideline - Genetic/Familial High-Risk Assessment: Breast, Ovarian, and Pancreatic(Version 1. 2020)

77 *PTEN* 유전자의 병원성 변이를 가지고 있는 소아는 발달에 문제가 발생할 수 있나요?

PTEN 유전자의 기능에 결손을 유발하는 변이를 가지고 있는 경우 매우 높은 비율로(90% 이상) 거두증(macrocephaly; 머리가 비정상적으로 커지는 현상)이 발생합니다. 이와 동반되어 자폐증, 지적장애 등을 비롯한 신경발달장애가 발생할 수 있습니다.

참고문헌

- *PTEN* Hamartoma Tumor Syndrome. National Organization for Rare Disorders. 2018; https://rarediseases.org/rare-diseases/pten-hamartoma-tumor-syndrome/
- NCCN Guideline - Genetic/Familial High-Risk Assessment: Breast, Ovarian, and Pancreatic(Version 1.2020)

78 *PTEN* 유전자에 병원성 변이가 있는 경우 어떻게 관리해야 할까요?

PTEN 유전자의 병원성 변이가 있을 경우 암 발생 위험이 높기 때문에 주기적인 검진이 필요합니다.

소아 / 청소년(만 18세 미만)
PTEN 유전성 변이가 진단된 해부터 매년 갑상선 초음파 검진
매년 피부 검진
신경발달장애 여부 검진

성인
(여성) 매달 유방자가검진
(여성) 30세부터 매년 유방암 검진(유방 MRI를 이용한 검진 포함)
(여성) 30세부터 매년 질초음파
매년 갑상선초음파 및 피부 검진
35-40세부터 대장 내시경 검진 : 용종의 여부에 따라 검진 주기 결정
40세부터 2년에 한 번 신장암 검진(CT 또는 MRI)
가족 중 *PTEN* 유전성 변이로 인한 암이 발생한 자가 있을 경우, 해당 환자의 첫 진단 당시 나이보다 5-10세 이른 나이부터 검진을 시작하는 것을 권고함

참고문헌

- *PTEN* Hamartoma Tumor Syndrome. National Organization for Rare Disorders. 2018; https://rarediseases.org/rare-diseases/pten-hamartoma-tumor-syndrome/
- NCCN Guideline - Genetic/Familial High-Risk Assessment: Breast, Ovarian, and Pancreatic(Version 1. 2020)

79 결절성 경화증이 무엇인가요? 어떻게 관리를 해야 하나요?

결절성 경화증(tuberous sclerosis)은 신체에 다발성으로 과오종(hamartoma)이 발생하는 질환으로, *TSC1* 또는 *TSC2* 유전자의 변이 등이 원인으로 알려져 있습니다. 이 유전적 변이들은 세포 성장을 조절하는 mTOR(mammalian target of rapamycin) 신호체계의 활성을 과도하게 증진시키고, 그 결과 세포의 성장 신호가 비정상적으로 촉진되어 여러 세포와 조직의 과성장이 유발됩니다.

출생 직후부터 증상이 발현되기 때문에 이른 나이에 진단되며, 대부분 피부에 다발성으로 병변(반점, 섬유종 등)이 발생합니다. 중추신경계(뇌, 척수신경)에 종양이 발생하는 경우도 있어 이와 관련된 간질 발작이나 정신 지체, 행동 장애 등이 나타나기도 합니다. 이 외에도 뇌의 거대세포 성상 세포종(subependymal giant cell astrocytoma), 신장의 혈관근육지방종(angiomyolipoma), 심장의 횡문근종(rhabdomyoma) 등의 양성 종양(benign tumor) 등이 다발성으로 발생할 수 있습니다.

결절성 경화증에 의해 발생하는 신경발달 장애 또는 간질 등에 대해서는 증상 조절을 위한 대증적인 치료를 시행하며, 주요 장기(뇌, 심장, 신장 등)에 종양이 발생하는 경우 수술적 절제 등이 필요할 수 있습니다. 뿐만 아니라 최근에는 mTOR 신호를 차단하는 약제(everolimus, sirolimus) 등이 치료에 도입되고 있으며 이에 대해서는 임상 연구가 현재 진행 중입니다.

참고문헌

- Tuberous sclerosis Fact Sheet . National Institute of Neurological Disorders and Stroke(NINDS) https://www.ninds.nih.gov/Disorders/Patient-Caregiver-Education/Fact-Sheets/Tuberous-Sclerosis-Fact-Sheet
- Tuberous Sclerosis. National Organization for Rare Disorders. 2019; https://rarediseases.org/rare-diseases/tuberous-sclerosis/

80 리-프라우메니 증후군(TP53)에서는 어떤 암이 호발하며 임상 양상이나 치료가 달라지나요?

리-프라우메니 증후군(Li-Frumeni Syndrome)은 종양 억제 유전자인 TP53의 유전적 변이가 원인이며 젊은 나이에 다양한 부위의 암이 발생할 수 있습니다. TP53 유전자에 의해 발현되는 p53 단백질은 세포의 DNA 손상을 복구하거나, 복구가 불가능한 손상이 있을 경우 세포를 자연사시키도록 유도하는 역할을 합니다. 따라서 이 유전자가 손상되면 DNA 손상을 입은 세포들이 계속 생존하고 분열을 일으켜 악성 세포로 전환될 가능성이 높습니다.

리-프라우메니 증후군의 암 발생 확률은 40세까지 50%, 60세까지는 90%에 이르며, 여성의 경우 일생 동안 암이 발생할 확률이 거의 100%에 이른다고 알려져 있습니다. 뿐만 아니라 평생 동안 2종류 이상의 암이 발생할 수도 있습니다. 따라서 해당 증후군이 의심되는 환자와 가족들에서는 정확한 검사와 진단이 필수적입니다.

리-프라우메니 증후군과 관련되어 발생률이 높은 핵심 암종(Core Cancers)
연부조직육종(Soft tissue sarcoma)
골육종(Osteosarcoma)
유방암(Breast cancer)
중추신경계 종양(Brain and Central nervous system [CNS] tumors)
부신피질암(Adrenocortical carcinoma)
급성 백혈병(Acute leukemia)

리-프라우메니 증후군과 관련되지만 위의 핵심 암종에 비해서는 발생률이 낮은 암종
폐암(선암)(Lung adenocarcinoma)
악성 흑색종(Malignant melanoma)
위장관암(대장암, 췌장암)(Gastrointestinal tumors, such as colon or pancreas)
신장암(Kidney cancer)
갑상선암(Thyroid cancer)
생식세포유래 종양(난소, 고환, 전립선)(Gonadal germ cells ; ovarian, testicular, prostate)

리-프라우메니 증후군에 의한 암이라고 해도 치료는 각각 암종의 표준 치료법에 맞추어 시행하게 됩니다. 일반 인구집단에 비해 암 발생확률이 높기 때문에 가능하면 이른 병기에 암을 진단하여 치료하는 것이 가장 효과적입니다.

〈리-프라우메니 증후군 검진 권고사항〉

소아 / 청소년(만 18세 미만)

A. 일반 검진 : 3~4개월마다 정기 신체 검진

B. 부신피질암 검진 : 3~4개월 간격 복부 초음파

C. 뇌종양 검진 : 1년마다 뇌 MRI(Brain MRI)

D. 연부조직육종/골육종 검진 : 1년마다 전신 MRI(Whole body MRI)

성인

A. 일반 검진 : 6개월마다 정기 신체 검진

B. 유방암 검진

   1. 18세 이상부터 유방 자가 검진(breast self-examination)

   2. 20세 이상부터 유방암 신체 검진 1년에 2회

   3. 20세-75세 매년 유방 MRI

   4. 예방적 양측 유방절제술도 고려 사항

C. 뇌종양검진(18세 이후): 1년마다 뇌 MRI

D. 연부조직육종/골육종 검진(18세 이후)

   1. 1년마다 전신 MRI(Whole body MRI)

   2. 1년마다 복부/골반 초음파

E. 위장관암(25세 이후부터) : 2~5년마다 위/대장 내시경

F. 악성 흑색종(18세 이후부터) : 1년마다 정기 피부 검진

참고문헌

- Li-Fraumeni Syndrome. National Organization for Rare Disorders. 2017; https://rarediseases.org/rare-diseases/li-fraumeni-syndrome/
- Li-Fraumeni Syndrome Association; https://www.lfsassociation.org/
- NCCN Guideline - Genetic/Familial High-Risk Assessment: Breast, Ovarian, and Pancreatic(Version 1. 2020)
- Kratz et al. Cancer Screening Recommendations for Individuals with Li-Fraumeni Syndrome. Clin Cancer Res 2017;23:e38-e45.

가족 검사

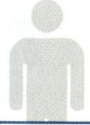

81 가족 유전자 검사가 무엇인가요? 어떻게 진행되나요?

가족 유전자 검사는 유전자 변이에 영향으로 암이 발생한 환자들의 혈연관계 가족들을 대상으로 암을 발생시키는 유전자 변이가 있는가를 확인하기 위해 시행하는 검사입니다. 생활환경이 유사한 가족 내에서 동일한 위험요인에 노출되어 같은 암이 발생하는 가족성 암과 달리, 특정 유전자의 변이가 암 발생에 영향을 미치는 것을 유전성 암이라 합니다. 유전성 암은 상염색체 우성으로 유전되며 자녀에게도 물려질 수 있고 직계 부모와 형제들이 변이를 보유할 수도 있습니다. 따라서 환자의 유전자 검사에서 병원성 변이가 관찰된 경우 혈연관계 가족들에 대한 유전자 검사가 이루어져야 합니다. 검사 방법은 유전자 검사가 가능한 병원에서 상담전 가계도를 작성합니다. 그리고 가계도를 바탕으로 유전 상담을 진행하며 유전자 검사에 대한 자세한 설명을 듣습니다. 유전자 검사 설명이 끝나면 유전자 검사에 대한 동의서를 작성한 후 약 3~6ml의 혈액을 채취합니다. 검사 기간은 검사를 진행하는 기관에 따라 다르나 대략 2~3주의 시간이 소요됩니다. 검사 결과가 나온 후에는 결과에 대한 상담과 가족 구성원의 상담이 이루어집니다.

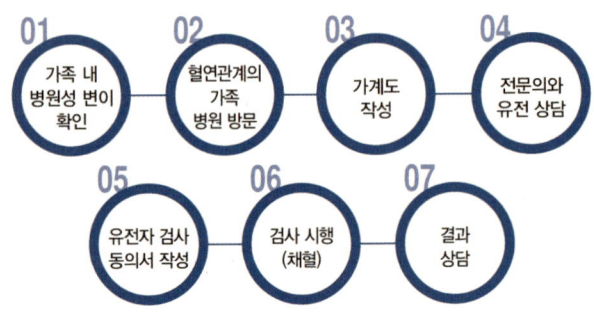

82 가족력이 전혀 없는데 유전자 검사가 필요한가요?

병원성 변이를 가지고 있는 보인자라도 암이 반드시 발병하는 것은 아닙니다. 따라서 암을 진단받은 가족이 없을지라도 병원성 변이가 있을 수 있으며, 윗세대에 없는 유전자 변이가 있을 수 있으므로 일반적이지 않은 암의 특징이 나타난다면 유전자 검사가 필요합니다. 예를 들면, 암이 발생한 연령이 일반적인 연령보다 낮은 경우, 난소·유방과 같이 양측에 있는 기관에 동시에 암이 발생한 경우, 남성의 유방암과 같이 빈도가 낮은 성별에서 암이 발생한 경우, 몸의 여러 기관에 걸쳐 암이 발생한 경우 알고 있는 암 가족력이 없다고 하더라도 유전자 검사를 해야 합니다.

병원성 변이를 가졌지만 암이 발생하지 않는 사람도 변이가 없는 사람에 비해 암에 걸릴 확률이 높아집니다. 예를 들면 *BRCA1/2* 유전자의 병원성 변이 보유자는 유방암에 이환될 확률이 평균 45%에서 65%로 높게 나타나므로 유전성 암에 대한 가족 검사를 간과할 수 없습니다. 따라서 가족들의 유전자 검사를 통해 아직 질병이 발생하지 않았으나 변이를 가지고 있는 가족을 찾고, 적극적인 암 발생 감시와 예방적 치료를 진행하는 것이 필요합니다.

83 가족 검사는 어떤 유전자 검사를 하는 건가요?

구분	가족 구성원
1차(First-degree relatives, FDR)	부모, 형제자매, 자녀
2차(Second-degree relatives, SDR)	조부모, 부모님의 형제자매, 손자/손녀, 조카, 이복형제
3차(Third-degree relatives, TDR)	증조부모, 증손, 사촌

암환자의 가족 및 친척의 3차 관계 내에 암을 진단받은 사람이 1명 이상 있는 경우 암 가족력이 있다고 말합니다. 1차 관계는 부모, 형제, 자매, 자녀가 해당되며, 2차 관계는 이복형제·자매, 조부모, 외조부모, 삼촌, 고모, 이모, 조카가 해당되고, 3차 관계는 증조부모, 증손, 사촌이 포함됩니다. 이러한 암 가족력이 있는

경우 유전 상담을 통해 유전자 검사를 진행하게 되고 유전자 검사에서 암을 발생시키는 병원성 변이가 관찰되었을 때 그 변이가 가족들에게 있는가를 확인하는 것입니다. 따라서 암을 진단받은 사람이 먼저 유전자 검사를 시행하고 그 결과에서 관찰된 유전자 변이의 유무를 확인해야 합니다.

84 가족 검사를 해야 하는 시기가 따로 있나요?

가족 검사는 혈연관계의 가족이나 친척에서 유전자 변이가 발견된 해당 유전자에 따라 권고되는 검사 시기가 다를 수 있습니다. *TP53* 유전자의 병원성 변이가 있는 리-프라우메니 증후군의 경우 소아기부터 육종 등의 질환이 발생할 수 있어 병원성 변이가 확정된 경우 바로 연령 관계없이 검사를 진행하도록 권고됩니다. 반면, 성인기 이후 발병하는 유전성 암과 관련된 유전자의 경우 부모 동의 후 성인 연령 이전에 검사를 시행하는 경우도 있고 성인 연령 이후에 검사를 진행하는 경우도 있습니다.

85 유전자의 병원성 변이가 자녀에게 유전될 확률은 얼마인가요?

유전자 변이는 아버지와 어머니 모두를 통해 유전될 수 있습니다. 자녀는 부모에게 유전자를 각각 한 개씩 물려받으며 상염색체 우성 유전되므로 부모 중 한쪽이 변이된 유전자를 가진 경우에 이것이 자녀에게 유전될 확률은 성별에 관계없이 50% 입니다. 또한 하나의 변이만 존재하더라도 유전성 암이 발생할 수 있습니다. 따라서 유전성 암이 의심되는 경우 양쪽 부모의 가족과 친척들 모두 유전자 검사가 필요합니다.

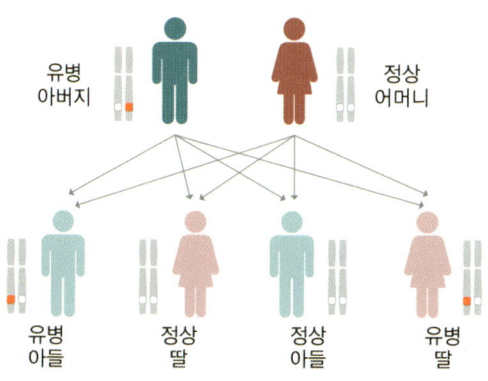

86 가족력이 많은데 어릴 때부터 유전자 검사를 통해 알고 관리하는 것이 좋을까요?

유전성 암 유전자 검사를 시작하는 연령에 대한 가이드라인은 없습니다. 다만 NCCN Guideline 등에서는 각 유전성 질환에 따른 검진의 시작 나이를 제시하고 있습니다. 해외 유전성 암 연구보고에 따르면 부모의 암이 낮은 연령에서 발생한 경우 자녀 또한 어린 나이에 암이 발생할 가능성이 높다고 보고하였습니다. 또한 자녀는 부모에게 유전성 암이 발생한 나이보다 더 어린 나이에 암이 발생하므로 가족에게 암이 발생한 나이보다 이른 나이에 검사를 진행하는 것이 좋습니다. 하지만 형제 또는 자녀가 미성년자일 경우 의학적, 윤리적 검토가 필요합니다. 특히 어린 소아의 경우 의료진과 부모의 유전자 검사에 관련한 상담에 직접적으로 참여하기 어려우므로 소아가 검사에 대한 결정을 내릴 수 없습니다. 또한 개인의 유전정보로 인해 어린 나이에 낙인찍히지 않도록 하는 것도 중요합니다. 한국인 유전성 유방암 연구 기관에서는 유전자 검사는 장애가 있는 아이들에게 명백한 이익이 있다고 판단되는 경우에 시행하며, 그렇지 않은 성인기에 발현하는 유전성 암에 대한 검사는 소아나 청소년이 검사의 장단점을 비교하고 스스로 결정할 수 있을 정도로 성숙한 후에 진행하는 것을 권장하고 있습니다. 또한 미국의학유전학회(American College of Medical Genetics and Genomics, ACMG)의 권고안에서는 소아 환자의 발달 수준과 가족의 상황에 따라서 유전자 검사 과정부터 결과에 이르기까지의 모든 정보를 제공하며 적극적인 대화를 통해 유전 상담을 진행할 것을 장려하였습니다.

　또한 우리나라는 18세 미만의 아동이 유전자 검사를 시행할 경우 생명윤리법에 따라 법적 대리인의 동의가 필요합니다(생명윤리법 제51조 제4항, 제16조 제2항). 법적 대리인이 없는 경우 배우자, 직계 존속, 직계비속의 순으로 하며 직계 존속 또는 직계 비속이 여러 명일 경우 협의하여 정하며, 협의가 어려운 경우 연장자가 대리인이 됩니다.

참고문헌

- Kharazmi, E., Fallah, M., Sundquist, K., & Hemminki, K. Familial risk of early and late onset cancer: nationwide prospective cohort study. Bmj, 2012;345: e8076.
- Brandt, A., Bermejo, J. L., Sundquist, J., & Hemminki, K. Age of onset in familial cancer. Annals of oncology, 2008;19(12):2084-2088.
- Bush, L. W., Bartoshesky, L. E., David, K. L., Wilfond, B., Williams, J. L., & Holm, I. A. Pediatric clinical exome/genome sequencing and the engagement process: encouraging active conversation with the older child and adolescent—a statement of the American College of Medical Genetics and Genomics(ACMG). Genetics in Medicine, 2018;20(7): 692-694.
- 오세정. 2019유방암백서. 한국유방암학회. 2020년 2월. 한국유방암학회 통계위원회 편집. 한국인 유전성 유방암 연구회. http://www.kohbra.kr/

87 환자와 어느 관계까지 가족 유전자 검사를 받아야 할까요?

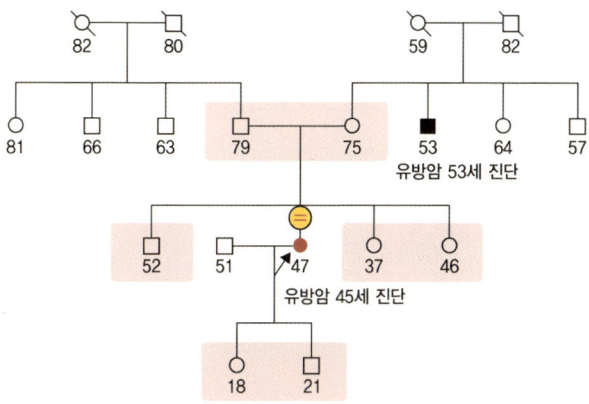

〈유방암 환자의 가계도〉

설명 : 유방암 환자의 유전자 검사에서 병원성 변이가 관찰될 경우, 직계가족인 아버지, 어머니, 형제, 자녀의 가족 검사가 필요합니다.

환자의 유전자 검사에서 암 발생과 관련도가 높은 병원성 변이가 확인되었다면, 고위험군의 혈연관계의 가족을 대상으로 검사를 하도록 권합니다. 환자의 가족은 환자를 중심으로 환자의 1차 관계인 부모, 형제자매, 자녀가 유전성 유전자 검사의 대상자가 됩니다. 1차 관계 구성원의 가족검사 결과에서도 병원성 변이가 나올 경우, 다시 그 구성원의 1차 관계의 가족이 대상자로 검사 대상이 점차 확대됩니다.

참고문헌

- Genetic/Familial High-Risk Assessment: Breast, Ovarian, and Pancreatic. Version 1.2020, NCCN Guidelines.

88 유전성 암의 가족 검사는 어떤 방법으로 진행되나요?

유전성 암이 의심이 되는 환자의 가족 검사는 가족관계에 대한 가계도를 작성하게 됩니다. 가계도를 작성할 때는 성별, 암 진단 등 질환력, 사망 여부, 사망 연령 등을 정리하게 됩니다. 이를 기반으로 위험도가 높은 유전자 변이의 종류를 추정할 수 있습니다. 유전자 검사를 한 경우, 검사 결과도 함께 기록합니다.

참고 : 가계도 작성법

암예방검진센터
우)10408 경기도 고양시 일산동구 일산로 323 · 대표전화 : 1588-8110 검진센터 · 직통전화 : 031-920-1212
· 팩스번호 : 031-920-0451 · E-mail : nccprevent@ncc.re.kr

진료과명 : (암예방)유전상담클리닉 / (암예방)유전다학제클리닉

＊유전자 혈액검사와 더불어 3대에 걸친 상세가계도를 그려오시면 더욱 정확한
유전상담이 가능합니다. 아시는 만큼 최대한 작성 부탁드립니다.

〈가계도 작성요령〉

1) 남자는 사각형(□), 여자는 원형(○)으로 표시해 주십시오.
   (가계도 2페이지를 보시고 3페이지에 작성하세요. 제공된 품을 활용해주세요.)
2) 예시에 그려진 가계도처럼 3대 가족을 **모두** 그려주십시오.
   (암환자 분이 아닌 가족 분도 모두 그리셔야 합니다.)
3) 그려진 가계도에 생존해 계신 분은 **출생년도**를 적어주세요.
   사망하신 분은 **출생년도와 사망년도를 모두 작성 후** 사선으로 그어주세요.
4) 가계도 상에 "**암**"을 진단받으신 분은 암 종류와 발병년도를 작성해 주십시오. (예: 유방암 (진단년도:2006))

작성하신 가계도는 진료일에 꼭 지참해주십시오.

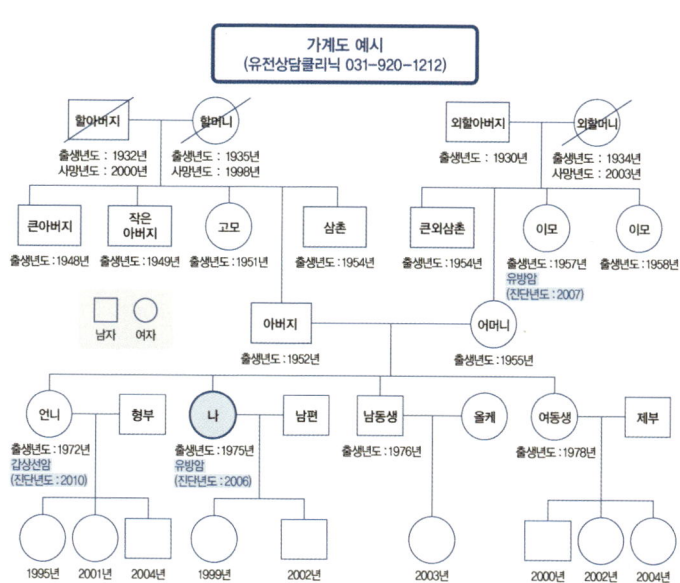

참고문헌

- Genetic/Familial High-Risk Assessment: Breast, Ovarian, and Pancreatic. Version 1. 2020, NCCN Guidelines.

89 쌍둥이인데 가족검사에서 서로 다른 결과가 나올 수 있나요?

쌍둥이인 경우, 유전자가 같은 일란성인 경우와 유전자가 다른 이란성인 경우가 있습니다. 또한 일란성 쌍둥이인 경우, 전반적인 유전자 검사 결과는 같으며, 이란성 쌍둥이인 경우 유전자 검사 결과가 다를 수 있습니다.

참고문헌

- Zimmer, C. One Twin Committed the Crime — but Which One? A New DNA Test Can Finger the Culprit. The New York Times. 2019.

90 이복형제가 유전성 암을 진단받은 경우 가족 검사를 해야 하나요?

암에 대한 유전성 소인이 있다면, 모계 또는 부계에서 그 소인을 물려받았을 수 있습니다. 이복형제의 경우는 유전자 가계도에서 2차 관계 가족에 해당합니다. 한 연구에 따르면, 이복형제인 경우 유전적인 소인 외에도 식사 습관이나 주거환경 등에 같이 영향을 받으며 성장하므로, 암 발생 위험은 일반 형제와 크게 차이가 없었다고 합니다. 따라서 이복형제와도 가족성 암이나 유전성 암에 대한 논의를 하는 것을 권장합니다.

참고문헌

- Genetic/Familial High-Risk Assessment: Breast, Ovarian, and Pancreatic. Version 1. 2020, NCCN Guidelines.
- Tian, Y., et al. Familial colorectal cancer risk in half siblings and siblings: nationwide cohort study. BMJ, 2019;364:l803.

91 직계 가족이 아닌 사촌이 암 진단을 받았다면 가족 유전자 검사를 받아야 하나요?

암 진단을 받은 사촌이 유전성 암 증후군을 의심할 수 있는 요인이 있는 경우(유전성 암 일반 28번 문항 참조) 해당 환자분에게 우선적으로 유전자 검사를 시행하는 것이 바람직합니다. 유전성 암과 관련된 돌연변이가 없다면 다른 가족들은 검사를 시행하지 않아도 됩니다. 만약 유전성 암 관련 돌연변이가 있을 경우에는 다른 가족 구성원들도 검사를 시행할 필요가 있습니다.

92 암 진단을 받은 가족이 사망하여 유전자 검사를 할 수 없는데 가족 검사를 받을 수 있나요?

가족 구성원 중 유전성 암을 의심할 만한 요인들이 있는 경우에는 유전성 암에 대한 검사의 대상이 될 수 있습니다. 다만 암으로 진단을 받은 분이 사망한 경우에는 혈연관계에서 가까운 가족 중에서 유전성 암 증후군과 연관성이 있는 암을 진단받은 다른 분이 있을 경우 우선적으로 검사의 대상이 될 수 있습니다.

예를 들면 유방암으로 진단된 가족이 사망하였을 경우, 다른 가족 중 난소암 또는 전립선암으로 진단된 분이 있으면 우선적으로 검사의 대상이 될 수 있습니다. 하지만 다른 가족에서 암으로 진단된 분이 없을 경우에는 혈연관계에서 가장 가까운 분을 우선적으로 검사해 볼 수 있습니다.

93 가족에게 유전자 검사를 해보라고 말하기가 어려운데 꼭 알려야 하나요?

유전성 암과 관련된 생식세포 돌연변이가 검출된 경우에는 다른 가족 구성원들도 같은 돌연변이를 공유할 가능성이 있기 때문에 다른 가족들에게 검사 결과를 알려주는 것이 바람직합니다. 특히 일부 유전성 암의 경우에는 유병 연령에 비해 젊은 나이에 높은 확률로 암이 발생하기 때문에 조기검진이나 예방적인 처치가 필요합니다. 예를 들어 가족성 선종성 용종증(Familial adenomatous polyposis)의 경우는 일생 동안 대장암으로 진행할 확률이 거의 100%에 가깝기 때문에 예방적으로 대장절제술을 시행합니다. BRCA 유전자의 변이가 있을 경우에는 예방적인 난소난관절제술을 시행하는 경우도 있습니다. 따라서 유전성 암과 관련된 돌연변이가 검출될 경우 다른 가까운 가족들도 검사를 받는 것이 좋습니다.

94 가족이 먼 곳에 거주하는데 가까운 다른 병원에서 가족 유전자 검사를 받아도 괜찮나요?

검사기관마다 시행하는 유전자 패널이 다를 수 있지만 보고자 하는 유전자가 확실하고 그 유전자(예 *BRCA*)에 대한 검사를 시행한 것이라면 결과와 해석은 동일합니다. 다만 유전자 검사와 결과에 따르는 예방적 조치는 환자의 임상 증상과 가족력을 통합적으로 고려하여 결정하므로 유전 관련 전문의가 있는 병원에서 시행하는 것을 권합니다.

95 유전성 암이 아닌데도 가족이 같은 암을 진단받을 수 있나요?

가족은 혈연간 유전자를 일부 공유한 것 외에도 비슷한 직업, 사고방식, 생활습관과 동일한 식사, 주거환경 등 특정 질병을 유발하는 환경을 공유하기 때문에 같은 암을 진단받을 수 있습니다. 암을 일으키는 인자로 만성감염, 음식, 흡연이 차지하는 비율이 높고 이러한 요인은 함께 생활하는 가족끼리 공유할 확률이 높으며, 유전성 암이 아니더라도 가족력이 있는 암이라면 생활습관을 교정하거나 조기 진단을 통해 치료해야 합니다. 알려진 유전성 암 관련 유전자의 변이가 존재하지 않더라도 가족은 면역학적 요인도 동일할 확률이 높습니다. 최근 암과 관련된 면역학적 요인이 대두되면서 생활습관 및 환경 이외에 면역학적 요인도 관심을 받고 있습니다.

96 부모님이 고혈압, 당뇨로 일찍 사망하셨는데 저의 암 발병과 유전적 관련이 있을까요?

고혈압과 당뇨는 유전적인 원인이 관여할 수 있지만 주로 생활습관 병으로 식습관 및 생활습관과 관련이 있습니다. 이들 만성 생활습관병과 관련된 유전자와 유전성 암과의 연관성은 미미하지만 최근 연구에 의하면 당뇨병으로 인해 혈당이 높아지면 DNA가 충격을 받으면서 정상적으로 회복을 하지 못하고 암으로 발전하거나 만성 염증(chronic inflammation)이 암을 유발하여 당뇨환자에서 암 발병률이 높다는 보고가 있습니다.

국민건강보험 요양급여 기준

97 어떤 경우 유전성 암 유전자 검사가 보험이 되나요?

유전성 유전자 검사는 생명윤리 및 안전에 관한 법률에 따라 법적(ethical), 윤리적(legal), 사회적(social) 규범을 준수하고, 「의학연구소(Institute of Medicine, IOM)의 유전자 검사 관련 보고서」에 따라 분석적 타당성(Analytic validity), 임상적 타당성(clinical validity), 임상적 유용성(clinical utility)을 만족하는 경우에 보험 즉, 요양급여가 적용됩니다. 따라서 전문의 선생님과의 상세한 가족력, 질환의 특성 등에 대한 상담과 진료를 통하여 보험가능여부를 알 수 있습니다.

구체적인 기준은 표1과 같습니다. 또한 유전자 검사는 여러 방법으로 검사를 시행하더라도 1종만 보험이 인정되며, 유방암 30번 문항에 별도로 정한 세부인정사항에 대하여도 요양급여가 인정됩니다. 구체적 내용은 표2와 같습니다. 이외의 유전성 유전자 검사를 시행하는 경우에는 전액 본인이 부담을 해야 합니다.

〈요양급여 기준(표1)〉

① 임상적으로 유전자성 질환이 의심되며, 유전자 검사 결과가 치료 방법의 결정에 필요한 경우

② 유전자 검사를 통해 특정 약물의 심각한 부작용을 예측할 수 있는 경우

③ 단순히 질병 발생 위험률을 보기 위해 시행하지 않으며, 임상적 소견과 의미 있는 가족력이 진료기록부에 확인되는 경우

④ 이미 진단된 질환에서 단순히 유전자 이상을 확인하기 위해 시행하는 경우는 적용되지 않는다.

〈요양급여의 적용기준 및 방법에 관한 세부사항(표2)〉

① 환자 본인이 유방암 진단되고 환자의 가족 및 친척(3차 관계 이내)에서 1명 이상 유방암, 난소암, 남성 유방암, 전이성 전립선암, 췌장암이 있는 경우

② 환자 본인에게 유방암과 함께 난소암 또는 췌장암이 동시에 발병한 경우

③ 만 40세 이하에 진단된 유방암

④ 양측성 유방암

⑤ 남성 유방암

⑥ 만 60세 이하에 진단된 삼중음성 유방암

⑦ 난소암(상피성 난소암으로 난관암과 원발성 복막암이 포함됨. 단 조직학적으로 순수 점액성 난소암은 제외)

출처 : 「국민건강보험법」제41조제3항 및 제4항, 「국민건강보험법 시행령」 제19조제1항 관련 별표2 및 「국민건강보험 요양급여의 기준에 관한 규칙」제5조제에 의한 「요양급여의 적용기준 및 방법에 관한 세부(보건복지부 고시 제2020-135호, 2020.6.29.)」

98 유전성 암 검사가 권고되는 기준이 있나요?

현재 의학적으로 권고되는 기준은 급여조건과 유사합니다. 대표적인 암으로 난소암, 난관암, 복막암, 유방암, 대장암, 자궁내막암, 췌장암, 전립선암, 담관암, 요관암, 소장암 등에서 임상적으로 필요한 경우 유전자 검사를 할 수 있습니다. 이러한 암종이 아니라도 다발성 암이 발병한 경우나 가족력이 많은 경우 유전자 검사가 필요할 수 있습니다.

99 가족 검사는 비용이 얼마인가요? 실비보험을 적용받을 수 있나요?

가족 유전성 유전자 검사는 가족 특정 돌연변이(FSM, family specific mutation)검사로 확인합니다. 가족 특정 돌연변이 검사란 암환자에게서 특정 유전자의 변이가 발견되는 경우, 그 환자의 가족을 대상으로 시행하는 검사로 유전자의 특정 부위만 볼 수 있습니다. 검사 비용은 진료비 포함 약 25만 원으로 100% 본인 부담이며, 실비보험 적용 대상이 되지 않습니다.

100 유전자 검사를 받은 사실이 보험회사에 알려지면 보험 가입에 제한을 받게 될 수 있나요?

현재 우리나라는 '생명윤리 및 안전에 관한 법률' 제46조에서 '유전 정보에 의한 차별 금지 등'을 규정하고, 그 위반에 대한 벌칙 규정도 동법 제67조에 두고 있습니다. 제46조 제1항은 "누구든지 유전 정보를 이유로 교육·고용·승진·보험 등 사회활동에서 다른 사람을 차별하여서는 아니 된다"고 하여, 유전 정보를 이유로 한 차별의 금지를 선언하고 있고, 동조 제2항에서는 "다른 법률에 특별한 규정이 있는 경우를 제외하고는 누구든지 타인에게 유전자 검사를 받도록 강요하거나 유전자 검사의 결과를 제출하도록 강요하여서는 아니 된다."고 하여 유전자 검사 실시 및 그 결과의 제출을 강요하는 것을 금지하고 있습니다.

하지만 이 규정만으로는

1) 유전자 정보 차별에 관한 규정의 구체적인 내용은 유전 정보의 범위를 어디까지로 할 것인지,

2) 부당한 차별을 어떻게 해석할 것인지(차별금지 영역 (예: 보험·고용·교육), 금지되는 행위 즉, '부당한 차별'의 의미 불명확)

3) 어떤 사유를 예외로 인정할 것인지 등에 달려 있는데, 이러한 내용들이 모두 빠져 있기 때문에 유전자 정보 차별의 문제를 다루는 것에는 한계가 있습니다.

즉, 법적으로 보험 가입 차별을 금지하고 있지만 한계가 있을 수 있습니다.

참고문헌

- 생명윤리 및 안전에 관한 법률, 제46조(유전 정보에 의한 차별 금지 등)
  ① 누구든지 유전 정보를 이유로 교육·고용·승진·보험 등 사회 활동에서 다른 사람을 차별하여서는 아니 된다.
  ② 다른 법률에 특별한 규정이 있는 경우를 제외하고는 누구든지 타인에게 유전자 검사를 받도록 강요하거나 유전자 검사의 결과를 제출하도록 강요하여서는 아니 된다.
  ③ 의료기관은 「의료법」 제21조제3항에 따라 환자 외의 자에게 제공하는 의무기록 및 진료기록 등에 유전 정보를 포함시켜서는 아니 된다. 다만, 해당 환자와 동일한 질병의 진단 및 치료를 목적으로 다른 의료기관의 요청이 있고 개인정보 보호에 관한 조치를 한 경우에는 그러하지 아니하다. 〈개정 2016. 12. 20.〉
  http://www.law.go.kr/법령/생명윤리및안전에관한법률

집필진

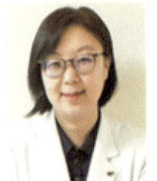

공 선 영
국립암센터
진단검사의학과 전문의

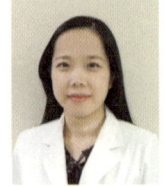

김 번
국립암센터
소화기내과 전문의

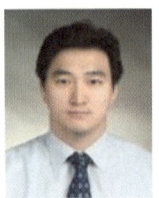

김 성 한
국립암센터
비뇨의학과 전문의

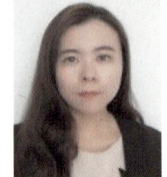

박 준 리
국립암센터
가정의학과 전문의

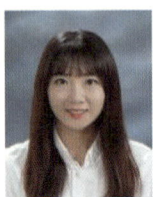

박 혜 림
국립암센터
암예방검진센터 간호사

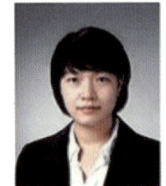

심 효 은
국립암센터
진단검사의학과 전문의

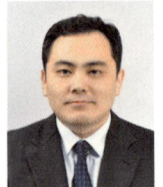

우 상 명
국립암센터
소화기내과 전문의

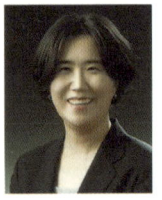

유 금 혜
국립암센터
소화기내과 전문의

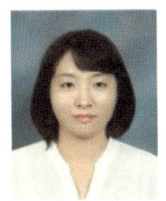

유 진 선
국립암센터
이행성연구부 박사 후 연구원

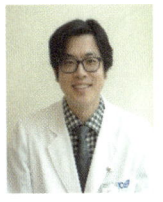

유 창 환
국립암센터
이비인후과 전문의

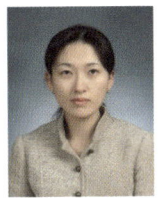

이 동 옥
국립암센터
산부인과 전문의

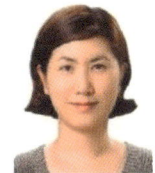

이 시 연
국립암센터
외과 전문의

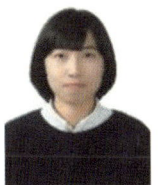

이 은 경
국립암센터
외과 전문의

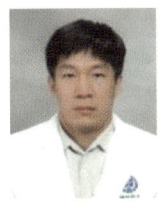

이 형 호
국립암센터
비뇨의학과 전문의

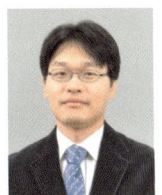

임 명 철
국립암센터
산부인과 전문의

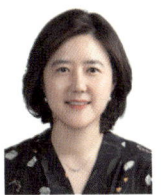

장 윤 정
국립암센터
가정의학과 전문의

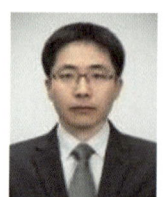

차 용 준
국립암센터
혈액종양내과 전문의

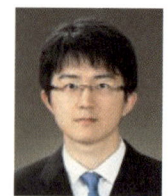

최 원 영
국립암센터
혈액종양내과 전문의

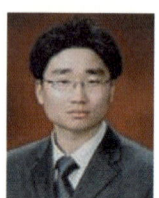

한 재 홍
국립암센터
외과 전문의

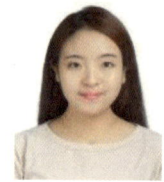

허 유 미
국립암센터
진단검사의학과 간호사

유전성 암 100문100답

초판 1쇄 인쇄　2020년 11월 25일
초판 1쇄 발행　2020년 11월 25일

지은이　　국립암센터
펴낸이　　이은숙
펴낸곳　　국립암센터

등록일자　2000년 7월 15일
등록번호　일산 제116호
주소　　　경기도 고양시 일산동구 일산로 323
출판　　　031)920-1954
관리　　　031)920-1375
팩스　　　031)920-1959

대표전화　　　1588-8110
국가암정보센터　1577-8899
진료예약　　　031)920-1000
암예방검진센터　031)920-1212
홈페이지　　　www.ncc.re.kr

ISBN　　978-89-92864-47-3　03510
잘못된 책은 구입하신 곳에서 교환해 드립니다.